ナースの知りたいことがパパッとわかる！

「退院したら運転したい」って言われたら？

脳卒中患者さんの自動車運転再開支援 Q&A50

武原 格 著
東京都リハビリテーション病院
研究担当部長

MC メディカ出版

はじめに

近年、リハビリテーション医療の領域では脳卒中患者さんに対して、自動車運転再開を支援する動きが活発化し、注目を集めています。とくにその活動の中心的役割を回復期リハビリテーション病棟が担っており、リハビリテーション科医師、PT、OT、ST が運転再開に向けた支援を行っています。しかし、このような支援は、回復期のみが行うべきものではなく、急性期治療後、直接自宅に退院する患者さんや、生活期において運転再開を考える場合においても同様の支援は不可欠です。

現代の医療は、さまざまな職種によるチーム医療で成り立っています。脳卒中患者さんの運転再開支援においても当然チーム医療が効果を発揮します。しかし、これまで運転再開支援のチームに看護師の参加は、ほとんどみられていません。看護師は、患者さんのバイタルサインの測定や治療薬の把握、各種検査結果をもとに主治医と相談し、安静度決定やリスク管理を行うなどの医療的役割、患者さんの思いを傾聴し前向きに治療に臨めるようにする精神的な支援、患者さんの生活背景を見据えた退院支援など多くの重要な役割をもった仕事をしています。このような役割を担う看護師は、運転再開支援のチームの一員として、非常に心強い戦力となりうるのです。実際に看護師が運転関係支援に関与している事実として、看護師を配置している免許センターは少なくありません。

これまでにも、脳卒中患者さんの運転再開支援に関する書籍はいくつも出版されていますが、主に医師や PT、OT、ST を対象に執筆されたものです。本書は、看護師を対象とした初めての書籍となります。看護師だからできること、実際に支援を行うにあたり知っておいてほしいこと、支援していく中で生じる疑問などについて Q&A 形式で解説しています。Q&A は見開きで展開していますので、読みやすく、前から順番に読まなくても知りたい Q&A を読むだけで理解が深められるように配慮しました。本書は看護師向けとなっていますが、リハビリスタッフやリハビリテーション科、脳神経外科、脳神経内科の医師など、脳卒中患者さんにかかわる医療者のどなたが読んでも参考になると思います。

本書が皆さまの臨床の一助になり、脳卒中患者さんの安全な交通社会復帰につながれば幸いです。

2021 年 6 月

武原 格

脳卒中患者さんの 自動車 運転再開支援 Q&A50 contents

第 3 章 運転に必要な能力と自動車改造

第 4 章 脳卒中後の運転再開の注意点

第５章 こんな場合はどうする？

第６章 病院や地域での運転再開支援

資料

本書では下記のように表記しています。
道路交通法➡道交法
道路交通法施行令➡施行令
一定の病気に係る免許の可否等の運用基準➡運用基準

第1章

まずは知りたい
運転再開の流れ

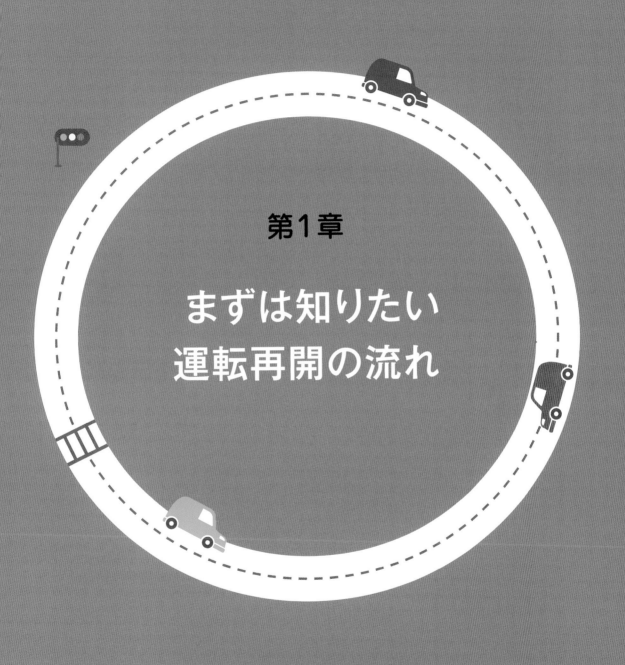

Q. 01

脳卒中になっても自動車を運転していいの？

A.

脳卒中になっても、全身状態が安定すれば、運転再開を検討できます。
安全運転に必要な能力を評価し、道路交通法（道交法）などで定められている手続きを行い、「運転が可能」と認められれば運転を再開できます。

脳卒中とその後遺症

脳卒中は日本人の死因の上位に位置するだけでなく、後遺症が残った場合にさまざまな問題が生じます。現在、介護を要する疾患の第２位が脳卒中です。損傷部位によって脳卒中の症状や重症度はさまざまです。ほとんど後遺症を残さない場合から、寝たきり状態まで幅が広いのが特徴です。脳卒中の後遺症としては、片麻痺や失調、感覚障害、失語症、構音障害などが挙げられます。しかし、このように目に見えてわかる障害だけではなく、同名半盲や失行、失認、注意障害、半側空間無視、記銘力障害など見た目だけではわかりづらい高次脳機能障害もあります。

脳卒中後に運転再開を希望する場合

脳卒中患者さんが運転再開を検討する場合は、身体機能障害がほとんどない、あるいは軽度の障害のみが残存しているケースが多いと思われます。その場合は、**身体機能や認知機能について適切な評価を行ったうえで、免許センターなどで必要な手続きを行えば、運転再開は可能**です。道交法や一定の病気に係る免許の可否等の運用基準（運用基準）でどのように定められているかは、第２章の Q05（➡ p18）で詳しくみていきますが、運転再開までの大まかな流れはこちらの図１を参考にしてください。

運転免許を認めるかどうかの責任は公安委員会にありますが、病状や内服薬、残存する障害については医療機関でしか判断できないこともあるので、医師による診断書が求められることが多いです。診断書については第２章の Q09（➡ p28）で解説しますので、詳しくはそちらを参照してください。

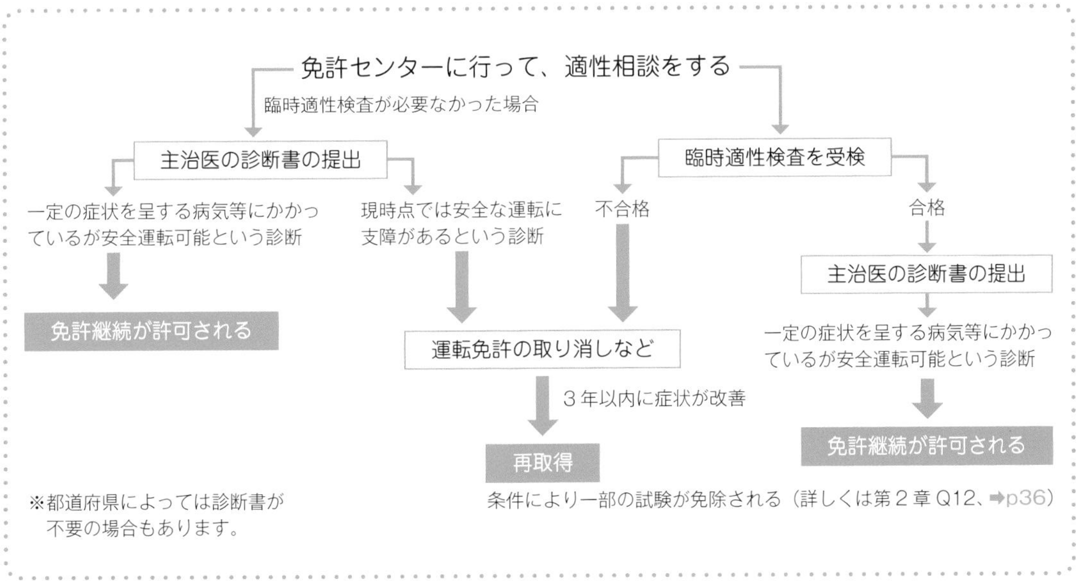

図１ 脳卒中患者さんの運転再開の流れ（文献１を参考に作成）

脳卒中は症状も後遺症も人それぞれ

しかし、すべての脳卒中患者さんが運転を再開できるわけではありません。また、いつ再開してもよいというわけでもありません。比較的麻痺が軽度の場合は、急性期治療後に回リハ病院を経ずに自宅に退院する人も多いです。しかし、なかには身体的には大きな問題がないものの、なんとなくぼーっとしている、注意障害がある、など覚醒の問題や高次脳機能障害が残存している場合も少なくありません。脳出血の場合は、頭部 CT で確認すると出血の high density area が残存し、時に健側を圧排している場合もあります。これらの症状や画像所見が認められる場合は、退院後すぐに運転を再開することは避けましょう。しばらく時間をおいて、症状が改善して脳出血部分が消退し、画像上の異変が認められなくなってから運転再開を検討すべきです。

column 病状が安定するまでの期間

回リハ病院に入院している場合は、退院前あるいは退院後に運転再開について検討すると思います。麻痺が軽度であれば入院期間が短い傾向にあります。しかし、なんらかの理由で急性期病院から直接、自宅に退院せずに、回リハ病院に転院が必要と判断されたことを考慮し、筆者の勤務している病院では、脳卒中発症後少なくとも３カ月は自動車運転再開を控えてもらっています。

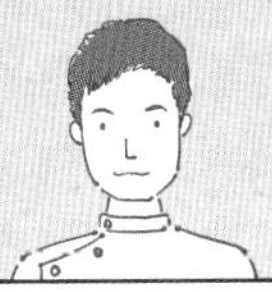

Q.02

病院で運転再開支援をする場合の流れを教えてください。また、支援体制が整っていない場合は、どうすればよいですか？

A.

まずは身体機能検査、認知機能検査を行うことが多いです。実際の運転能力の判定には、ドライビングシミュレーターで判断をしたり、教習所と連携をとっている病院が多いようです。支援体制が整っていない場合は、近隣の教習所などと連携して支援することが可能です。

個別に症状を評価し、運転のためのリハを検討

脳卒中患者さんには、片麻痺や失調、感覚障害などの身体機能障害のほかに、視野障害などの視機能の障害、注意障害、記銘力障害、全般的認知機能低下などの高次脳機能障害が現れることがあります。しかし、その障害内容や程度はさまざまで、患者さんごとに異なるため、多角的に評価を行い、リハビリテーション医療のなかで身体機能、認知機能の改善を促して運転再開を支援します。

支援の流れ

❶ 患者さんと家族の意向を確認

まず脳卒中患者さん自身に運転を再開したいという希望があることが大前提となります。その際、家族の意向も本人と同じであることも大切です。家族が「これを機に運転をやめさせたい」と思っている場合もあるので、そのときはすぐには運転再開支援を行わず、患者さんと家族で十分に話し合ってもらいましょう。両者の希望が一致してから、運転再開支援を開始することが望ましいです。

❷ 身体機能や高次脳機能などを評価

次に主治医が患者さんの病状が落ち着いているかどうか、内服薬などを含めて運転再開が可能であるかどうかを医学的に判断します。可能と判断できれば、リハスタッフに運転再開に向けた各種評価をオーダーします。各リハスタッフは、身体機能、高次脳機能、必要に応じて言語機能を検査し、安全な運転が可能かどうか評価します。筆者の勤務する病院では、視野検査も必ず行

っています。

❸ 実際の運転に近い状況で評価

各病院で使用する評価法や基準が異なるのですが、身体機能、高次脳機能、言語機能などの評価が良好であれば、ドライビングシミュレーターを用いたり、教習所で実車運転を行ったりして、運転能力を評価します。

❹ 診断書の作成

このようにさまざまな角度から安全運転の可否を評価し、その結果を主治医に報告します。主治医はそれらの情報をもとに、脳卒中患者さんの運転の可否を判断し、診断書に記載します。この**診断書は病院独自の診断書ではなく、警察署や免許センターなどに備え付けのものを使用する**ことになっていますので、**患者さん本人が取り寄せる**必要があります。診断書については第２章Q09 （➡ p28）も参考にしてください。

支援の体制が整っていない場合

運転再開支援の体制が整っていない場合、もっとも重要なことは、主治医が脳卒中患者さんの運転再開支援に理解を示し、上述の診断書の記載を了承していることです。いくらさまざまな評価や訓練を行っても、医師が診断書の記載を拒めば、脳卒中患者さんの運転再開は困難です。

ドライビングシミュレーターがなくても運転再開支援をすることは可能です。近隣の教習所と連携できれば実際の運転を評価することができます。ただし、教習所の教官は医療の専門家ではありませんので、連携する際は、事前の十分な話し合いが必要です。また、教習所の繁忙期は対応してもらえないこともあります。

アドバイス

これから支援体制を整えていく場合には、病院内に運転再開支援に向けた多職種チームをつくると、脳卒中患者さんの運転再開支援が盛り上がると思いますよ。

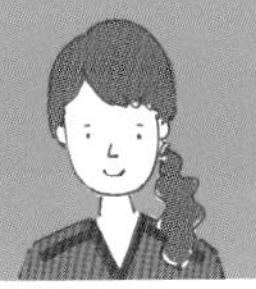

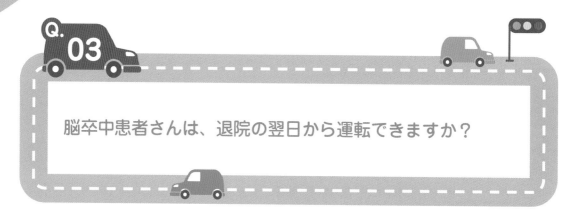

Q.03

脳卒中患者さんは、退院の翌日から運転できますか？

A.

まずは免許センターで適性相談を受けるように促しましょう。その指示に従い、臨時適性検査を受検したり、主治医の診断書を提出することもあります。患者さんの病状や服薬が運転に影響を与える可能性があることも説明しましょう。

まずは適性相談が必要

第２章 Q05（➡ p18）で解説しますが、道交法や運用基準によって、脳卒中患者さんは運転可否について個別に判断が必要であると定められています。そのためまずは**免許センターで適性相談を受けます**。適性相談では、病歴や合併症、障害の程度によって対応は異なりますが、①問題なく運転継続が許可される、②臨時適性検査を受検する、③主治医の診断書を提出するといった判断がなされます。Q01 の図 1 を参考にしてください（➡ p9）。

その指示に従って、最終的に運転再開が可能と判断されれば、問題なく運転が可能となります。もし、**このような手続きをせずに自動車を運転して交通事故を生じた場合、自賠責保険や任意保険がおりない可能性があります**。そのようなことを回避するためにも、免許センターで適性相談を受けるように説明してください。

「一定の病気等の症状に関する質問票」

法的には認められていませんが、適性相談を受けずに運転を継続したとしても、運転免許証の更新時には、「一定の病気等の症状に関する質問票」に回答する必要があります（第２章 Q14、➡ p40）。質問票では、病気が原因として意識を失ったことがある、身体の一部が一時的に思い通りに動かせなくなったことがある、などの質問に対して回答しなければならず、**虚偽の回答をした場合は罰則が設けられている**ことも説明しましょう。

危険運転の罰則

道交法第66条では、**過労、病気、薬物の影響などで正常な運転ができないおそれがある状態で車両などを運転してはならない**、と定められています（➡ p127）。さらに自動車運転死傷行為処罰法では、アルコールや薬物、病気の影響で正常な運転ができない状態で、人を負傷または死亡させた場合には、致死で15年以下の懲役、致傷で12年以下の懲役とされています。これらのことを考えると、自己判断で自動車運転を再開することはとても危険です。安全運転が可能かどうかをきちんと判断してもらうように説明しましょう。

後遺症や合併症の影響

脳卒中発症後にてんかんを生じ、抗てんかん薬を内服している場合は、法律で少なくとも2年間は自動車の運転は禁止されています。ほかにも無自覚性の低血糖発作で意識消失を生じる場合は、運転はできません。

脳損傷が後頭葉や視放線にかかる場合は、同名半盲を生じることがあり、安全運転が難しくなる危険性があります。このように、**脳卒中に関連する合併症や併存疾患も安全運転にかかわるため、主治医と病状や内服薬などを含めて運転再開の可否についてしっかりと話し合う必要があります。**

ひとこと

脳卒中になった場合は、安全に運転できる状態かどうか、個別に判断する必要があると法律で決められています。病状や服薬の影響も含めて検討しなければならないことを、患者さんに説明できるようにしておきましょう。

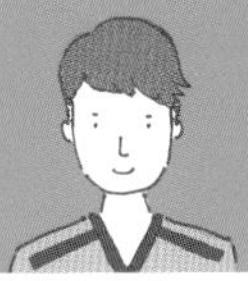

Q. 04

病棟の看護師は、どんな支援ができますか？

A.

患者さんに自己判断で自動車の運転を再開しないように説明し、主治医と運転再開の可否について相談してください。服薬指導を行ったり、運転再開の流れを説明するなど、安全な運転再開を支援しましょう。

近年、リハ領域では脳卒中患者さんの自動車運転が注目を集めています。とくに作業療法士の間では、高次脳機能障害との関連で運転再開できるかどうかについて、多くの研究や発表が行われています。しかし、脳卒中患者さんの運転再開の可否については、高次脳機能障害だけが重要なのではありません。アクセルやブレーキのペダル、ハンドルの操作といった身体機能、標識などを理解する言語機能など、さまざまなことを勘案して安全な運転が可能かどうかをリハスタッフとともに判断する必要があります。**しかし、もっとも重要なことは、患者さんの病状が安定していることです**。

全身状態の医学的管理

医学的管理で必要なこと

- 採血結果
- 頭部 CT、MRI などの画像検査の結果
- 血糖値の推移
- 患者さんのインスリン注射の自立チェック
- 内服薬の効能や影響の知識
- 患者さんの内服薬自己管理のチェック

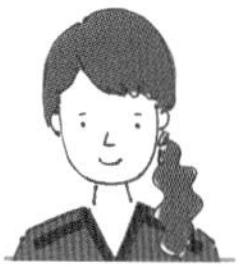

リハスタッフは、医師や看護師のように全身状態を把握することは困難です。ここは、やはり患者さんの病状が安定しているかどうかを医師とともに確認するという看護師の役割が重要とな

ってきます。
たとえば糖尿病やてんかんは、状態によっては運転が禁止されます。また、薬の種類によってもやはり運転が禁止されることがありますので、疾病と運転の関係については医師や看護師でなければ判断できません。糖尿病は第 4 章 Q29 （➡ p78）、てんかんは第 4 章 Q32 （➡ p84）で詳しく解説しています。

内服薬自己管理の支援の重要性

自動車の運転中に脳卒中を発症することは少なくありません。脳卒中再発予防のために、内服薬などでしっかりと全身管理を行うことは非常に大切です。**患者さんが内服薬の自己管理ができるように支援することは看護師の重要な役目**だと考えています。また、医師は、患者さんが処方された薬をきちんと内服していることを前提として診断書を記載します。そのため内服薬管理ができない患者さんは、運転再開を許可できないと考えることもあります。

キーパーソンは看護師

看護師は、病棟生活において脳卒中患者さんのとても身近な医療者です。医師には言えない思いや悩みを患者さんの傍らでしっかりと受け止めるなかで、自動車の運転をしたいといった隠れた希望を聞くこともあるでしょう。その場合は、今、何をしなければいけないのかを患者さんと一緒に考えてあげられる立場だと思います。
一方で、退院したら運転しようとだれにも相談せずに考えている脳卒中患者さんもいると思います。「退院後に運転する可能性がありますか？」などのように声をかけてみましょう。必要に応じて運転再開の流れや法律で決められていることなどを説明し、患者さんが安全に運転を再開する手助けをしましょう。

第１章　引用・参考文献

1）坂田裕之．“病気に係る運転免許制度について”．臨床医のための疾病と自動車運転．一杉正仁ほか編．東京，三輪書店，2018，20-9.

2）武原格ほか．“臨床医の判断：医学的診断書の作成にあたって”．脳卒中・脳外傷者のための自動車運転．第２版．林泰史ほか監修．東京，三輪書店，2016，128-36.

3）大場秀樹ほか．“運転再開に向けた地域での取り組み：東京都リハビリテーション病院における取り組み”．前掲書2．94-107.

4）上村直人．“認知機能障害”．前掲書１．32-40.

5）一杉正仁．“運転再開に際して求められる法的知識”．前掲書２．48-54.

6）武原格ほか．“運転再開の流れ”．脳卒中後の自動車運転再開の手引き．武原格ほか編．東京，医歯薬出版，2017，47-55.

7）一杉正仁ほか．“運転再開に際して留意すべき疾患”．前掲書２．33-41.

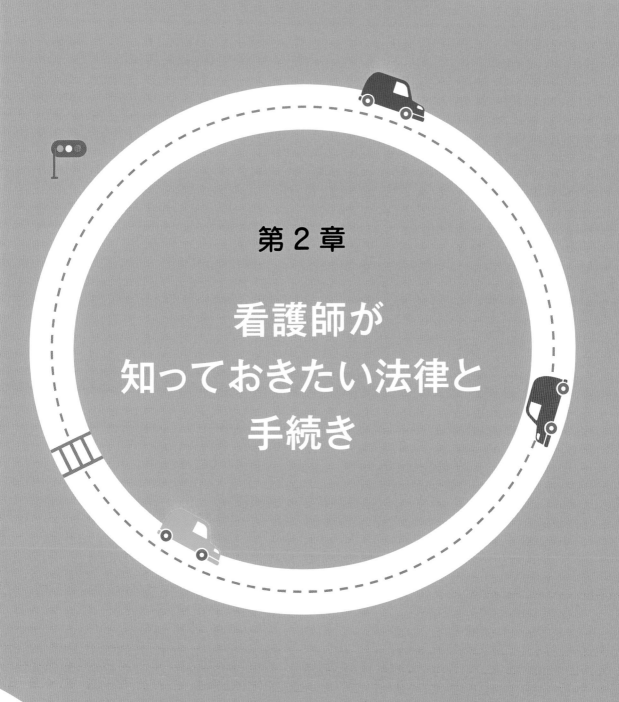

第2章

看護師が知っておきたい法律と手続き

Q. 05

脳卒中患者さんの運転再開のために、病棟看護師が知っておくとよい法律や法的知識は何ですか？

A.

道路交通法や、道路交通法施行令、一定の病気に係る免許の可否等の運用基準は基本です。また、運転再開が困難な場合は、運転経歴証明書についても説明できるとよいでしょう。

脳卒中患者さんから「退院したら自動車を運転したいけど、大丈夫かな？」と質問された場合や、自動車を運転するには危険であると思われる患者さんから「退院したら運転する」と言われたとき、病気と運転に関する法律を知っておくとしっかりとした説明ができます。たくさんある法律のなかで、中心となるのは道路交通法（道交法）そして道路交通法施行令（施行令）です。道交法は**数年ごとに改正されるため、アップデートすることも大切です**。最近の改正ポイントも含めてみていきましょう。

法律ではどう書かれているの？

道交法第 90 条では、自動車などの**安全な運転に支障を及ぼすおそれがある病気の場合は免許が認められない**とされています。ここでは脳卒中とは書かれていません。道交法第 90 条に関連する施行令第 33 条ではもう少し詳しく、それは安全運転に必要な認知、予測、判断または操作に関わる症状を呈する病気であると書かれていますが、脳卒中という言葉が出てくるのは、警察庁が定めている一定の病気に係る免許の可否等の運用基準（運用基準）です。この運用基準によって、脳卒中の場合は適性相談を受け、安全運転が可能かどうか個別に判断されると決められています。巻末に道交法と施行令、運用基準を掲載していますので、そちらを参照してください（➡ p127～）。

また、安全な運転に支障を及ぼすおそれがある身体の障害（視力障害を含む）については、道交法第 103 条と施行令第 38 条（➡ p129）で定められています。こちらは第 3 章 Q16（➡ p50）で詳しく説明しています。

医師の診断書

適性相談の結果、**主治医の診断書だけで運転再開が判断されることもあります**。2014年に適性検査の実施要領が改定されたことによって、免許センターが主治医の診断書だけで自動車運転を再開してもよいと判断すると、臨時適性検査を受けずに運転を再開することが可能となりました。もちろん、診断書だけではなく臨時適性検査を実施する場合もあり、適性相談の結果次第ということになります。診断書については本章Q09を参照してください（➡ p28）。

病状改善の可能性がある場合

高次脳機能障害や失語症などは、長期間のリハビリテーション医療を行うことにより症状が改善し、運転を再開できる可能性があります。ところが、症状が改善する前に運転免許証の更新期間が過ぎてしまう場合、以前は免許を返納しなければなりませんでした。しかし、2014年に道交法が改正され、脳卒中などの病気によって運転免許が取り消された場合、取り消された日から3年以内であれば学科試験および技能試験が免除となりました。つまり、**しっかりとリハビリテーション医療を受けて障害が改善すれば、とくに試験などを受けることなく、運転が再開できる**ということです。その際には病前が優良運転者であったならば、再開時に取得する運転免許証も優良運転者として交付されます。こちらは本章Q12で詳しく解説しています（➡ p36）。

運転経歴証明書の取得

運転再開が困難な場合は、免許を返納しなければなりませんが、そのときは、運転経歴証明書の申請について説明しましょう（本章Q15、➡ p44）。

日本では運転免許証は身分証明書の役割も果たします。運転経歴証明書は運転免許証のかわりに身分証明書として使用できます。運転経歴証明書を取得するには、運転免許証を自主的に返納し、運転経歴証明書の交付を申請する必要があります。大切なことは自主返納することで、何らかの理由によって免許取消処分となって免許が失効した場合は、運転経歴証明書は発行されませんので注意が必要です。

まとめ

運転の許可

- 認知機能に関して：道交法第90条、施行令第33条、運用基準
- 身体機能に関して：道交法第103条、施行令第38条

Q.06

脳卒中と関連のある疾患についての法律も知っておくほうがよいですか？

A.

てんかんや糖尿病でも法律で運転が禁止されている場合があるので、どのような場合に運転できないのかを知っておくべきです。また認知症についても知っておくとよいでしょう。

脳卒中に関連のある疾患

脳卒中には、高血圧や糖尿病、不整脈などの併存疾患があります。また、脳卒中後にてんかんを生じる場合もあり、運転再開にあたってはさまざまな疾患と運転とのかかわりを知っておくことも大切です。さらに高齢の脳卒中患者さんの場合、血管性認知症を生じる可能性もあり、認知症に関する知識も重要です。

❶ 低血糖

糖尿病において問題となるのは低血糖です。2002 年の道交法改正によって、発作によって意識障害または運動障害をもたらす病気として、**無自覚性の低血糖症（ただし、服薬などで血糖を調整することができるものは除く）は、運転が禁止される**ことになりました（施行令第 33 条、➡ p127）。

日本では、無自覚性低血糖の発症頻度の報告はありません。このため運転中の無自覚性低血糖の発症頻度も不明ですが、糖尿病を併発している脳卒中患者さんへの注意喚起と指導は必要です。無自覚性低血糖を起こさないためには、第一に患者さん自身が糖尿病薬について把握し、理解していることが大切です。作用時間の長さなどについても主治医に確認しておくべきでしょう。低血糖と運転については第 4 章 Q29（➡ p78）でも詳しく解説しています。

低血糖症の場合の対応ポイント

- ブドウ糖を携帯し、車中にも保管。
- 低血糖の症状を自覚したらすぐに車を止めてブドウ糖を補給。
- 運転前に血糖値を測定する。血糖が低いときは運転を控えたり、補食する。

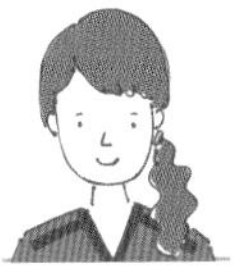

❷ てんかん

てんかんについては運用基準に記されています（➡ p130）。この基準によって、脳卒中発症後にてんかん発作を生じた場合は、２年間、運転はできません。抗てんかん薬の内服の有無にかかわらず、２年間てんかん発作がなければ、主治医の診断書を提出することで運転再開が可能となります。てんかんについては第４章 Q32（➡ p84）も参照してください。

❸ 認知症

近年、高齢者の運転と関連して、認知症者の運転について大きな関心が寄せられています。75歳以上を対象とした高齢者講習では認知機能検査が行われ、認知症のおそれがあると判断されると臨時適性検査または医師の診断書の提出が必要となります。

高齢の脳卒中患者さんのなかには、アルツハイマー型認知症や血管性認知症が含まれている可能性があり、脳卒中の発症により認知機能が低下する場合もあります。そのため、高齢の脳卒中患者さんが運転再開を希望した場合は、病巣が小さく、麻痺などの障害が軽度であっても、認知機能を評価し、認知症でないことを確認してから運転再開の判断を行うべきです。脳卒中と診断されただけでは自動車の運転は禁止とならず、個別に運転の可否が判断されますが、認知症と診断されればその時点で運転は禁止されます（本章 Q07、➡ p22）。

メモ　**糖尿病が併存している患者さんへの注意喚起や服薬指導については、看護師としてとくに気にかけておきましょう！**

Q.07

認知症の人と脳卒中患者さんでは運転の許可に違いはありますか？

A.

脳卒中と認知症では、自動車の運転許可についての考え方はまったく異なります。脳卒中の場合は、身体機能や高次脳機能などさまざまな能力を評価し、運転再開の可否を検討します。しかし、認知症の場合は、認知症と診断された時点で自動車の運転はできません。

認知症と運転許可

2 章の Q05 で説明しましたが、脳卒中患者さんの場合は、脳卒中という病気になったからといって、運転ができなくなるわけではありません。しかし、認知症の場合は、**認知症と診断された時点で運転は禁止**されます。運転に関する診断書も異なります（図 1）。

運転が禁止される認知症

・アルツハイマー型認知症
・血管性認知症
・前頭側頭型認知症
・レビー小体型認知症

記銘力低下だけを認める場合は、認知症ではなく軽度認知機能障害（MCI；mild cognitive impairment）に分類されますが、その半数は認知症に移行するとされています。認知症は、記銘力低下に加え、失語や失行などがあり、日常生活に支障をきたすものとされています。現時点では認知症の診断には決まった検査法や基準はなく、さまざまな認知機能検査や画像検査、患者さんの生活情報から包括的に診断します。

改善すれば運転可能な「その他の認知症」

認知機能障害のなかには治療によって認知機能が改善される病気もあり、改善すれば運転を再開できます。治療により認知機能の改善が期待される認知症は、診断書では「その他の認知症」に分類されます。

「その他の認知症」

- 甲状腺機能低下症
- 脳腫瘍
- 慢性硬膜下血腫
- 正常圧水頭症
- 頭部外傷後遺症

脳卒中患者さんには個別の判断が必要

運転の可否判断は、認知症の場合は「認知症」という診断が重要であり、安全に運転ができるかどうかの個別の判断は求められていません。それに対して脳卒中の場合は、脳卒中後の障害が安全運転に支障をきたすかどうかについて個別に判断することが求められています。法律で具体的にどのように定められているかは２章 Q05 (➡ p18) を参照してください。

診 断 書（都道府県公安委員会提出用）

1. 氏名　　　　　　　　　男・女
生年月日
M・T・S・H　年　月　日生（　歳）
住所

2. 診断
①アルツハイマー型認知症
②レビー小体型認知症
③血管性認知症
④前頭側頭型認知症
⑤その他の認知症
⑥認知症ではないが認知機能の低下がみられ、今後認知症となるおそれがある（軽度の認知機能の低下が認められる・境界状態にある・認知症の疑いがある等）
⑦認知症ではない

所見（現病歴、現在症、重症度、現在の精神状態と関連する既往症・合併症、身体所見等について記載する。記憶障害、見当識障害、注意障害、失語、失認、実行機能障害、視空間認知の障害等の認知機能障害や、人格・感情の障害等の具体的状態について記載する。）

図 1 認知症の診断書例①

3. 身体・精神の状態に関する検査結果（実施した検査にチェックして結果を記載）

□認知機能検査・神経心理学的検査

□ MMSE　□ HDS-R　□その他（実施検査名　　）

□未実施（未実施の場合チェックし、理由を記載）

□検査不能（検査不能の場合チェックし、理由を記載）

□臨床検査（画像検査を含む）

□未実施（未実施の場合チェックし、理由を記載）

□検査不能（検査不能の場合チェックし、理由を記載）

□その他の検査

4. 現時点での病状（改善見込み等についての意見）

＊前項２⑤に該当する場合（甲状腺機能低下症、脳腫瘍、慢性硬膜下血腫、正常圧水頭症、頭部外傷後遺症）のみ記載

（1）認知症について６月以内（または６月より短期間（　ヶ月間）に回復する見込みがある。

（2）認知症について６月以内に回復する見込みがない。

（3）認知症について回復の見込みがない。

5. その他参考事項

以上のとおり診断します。　平成　年　月　日

病院または診療所の名称・所在地

担当診療科名

担当医師氏名

＊ A4 版表裏印刷で使用。A4 版２枚の場合は要割印。A3 版１枚印刷も可

図１　認知症の診断書例②

Q. 08

脳卒中患者さんが運転するためには、どんな手続きが必要ですか？

A. 患者さん自身が免許センターに行き、「脳卒中になったが自動車を運転したい」と伝え、適性相談を受ける必要があります。適性相談の結果に従い、臨時適性検査の受検や医師の診断書の提出を求められる場合があります。大まかな流れについては第1章Q01 （➡ p8）も参照してください。

第2章のQ05でも触れましたが、道交法第90条や施行令第33条、そして運用基準によって、脳卒中患者さんは、認知機能や自動車を安全に運転できるかどうか、医師の診断も含めて個別に判断されることと決められています（➡ p18）。まずは都道府県の免許センターで適性相談を受け、その指示に従わなければなりません。

適性相談を受ける

免許センターで「脳卒中になったが自動車を運転したい」と伝え、適性相談を受けます。**適正相談では病気や症状について虚偽なく伝えなければなりません**。内容によって臨時適性検査の受検や主治医の診断書の提出が求められます。臨時適性検査は必ず行われるわけではありません。本章Q05 （➡ p18）でも説明しましたが、医師の診断書の提出だけで運転再開が許可されることもあります。また、臨時適性検査も医師の診断書も不要と判断され、運転再開が可能な場合もあります。

医師による診断書の作成

適性相談の結果、診断書の提出を求められた場合は、主治医に運転を再開するための診断書の作成を依頼します。**これは病院独自の診断書ではなく、免許センターや警察署に備え付けられているものです**。運転にかかわる診断書には、脳卒中のほかにも、てんかんや認知症などの様式があります。

主治医は、患者さんに脳卒中再発の危険性が低く、障害の進行がないことを確認する必要があります。運転に必要な身体機能、認知機能、視機能が保たれ、安全運転が可能であると見込まれれば、運転再開可と判断した診断書を作成します。

ポイント

医師は脳卒中患者さんの全身状態が良好に保たれ、脳卒中の再発を予防するために必要な薬をきちんと内服していることを前提に運転可能と診断書に記載します。怠薬があれば、当然、脳卒中再発のリスクが高くなるため、看護師は入院中から患者さんに服薬についての理解を促し、しっかりと自己管理できるように指導しましょう。必要に応じて薬剤師と連携するのも良い方法です。

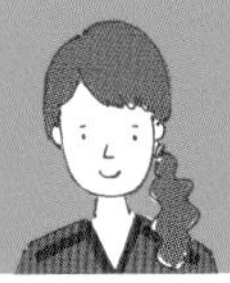

条件付きで運転が可能となる場合

免許センターでは、臨時適性検査の結果や主治医の診断書から運転の可否を判断します。可否の結果は、無条件適格（障害前と同じ条件）、条件付き適格（運転補助装置の設置など）、不適格のいずれかに判断されます（**図 2**）。条件付き適格では、車両改造などが行われ、条件を満たした車両でのみ運転が許可されます。脳卒中患者さんの車両改造では、ハンドルへのノブの取り付け、方向指示器などへの延長レバーの設置、右片麻痺の場合は左足でペダル操作ができるようにブレーキペダルの左側にアクセルペダルを取り付けるなどの改造が行われます。車両の改造については、第 3 章 Q24 （➡ p66）でも取り上げます。

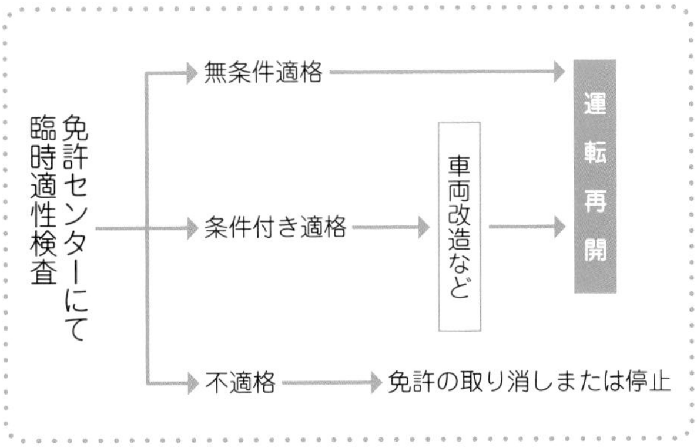

図 2 ▦ 免許センターによる運転の可否の結果（文献 2 より一部改変）

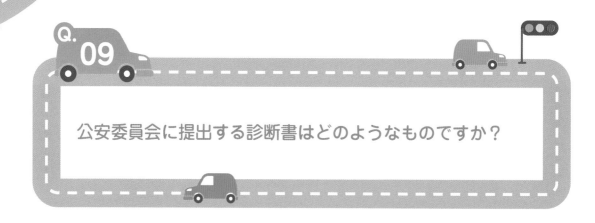

Q. 09

公安委員会に提出する診断書はどのようなものですか？

A. 病院独自の診断書ではなく、免許センターや警察署に備え付けの診断書です。意識障害や高次脳機能障害、運動障害、視覚障害についての質問があり、運転を控えるべきか否かを判断して記載します。診断書の様式や記載する内容は基本的に同じですが、都道府県によって文言などに多少の違いがあります。

医師の診断書が求められる場合

第２章 Q05（➡ p18）などでも説明してきましたが、脳卒中など、安全運転にかかわる一定の症状をともなう病気の人が自動車を運転する場合は、医師の診断書が求められることが多いです（ただし、都道府県によって対応が異なります）。また、2014 年の道交法改正によって、免許の取得時と更新時に過去５年以内の自己の身体症状に関する「質問票」に回答することとなりました。その質問のいずれかの項目に「はい」と回答すると、医師の診断書の提出を求められる場合があります。「質問票」には、過去５年以内の意識消失や身体障害発症の有無、病気によって医師から運転免許の取得や運転を控えるようにとの助言があるか、そして睡眠やアルコールに関する質問があります（詳しくは第２章 Q14、➡ p40）。

脳卒中後に運転を再開する場合は、急性期病院から直接、自宅に退院となる軽症の脳卒中患者さんも、回リハ病院で治療を受けてから自宅に退院となる患者さんも、どちらの場合も適性相談に行く必要があり、診断書の提出を求められることが多いです。

診断書フォームの入手

診断書は病院独自のものではなく、免許センターや警察署に備え付けのものに記載します。脳卒中患者さん自身が免許センターや警察署で診断書を入手する必要があります。電話で連絡すると郵送してくれる場合もあります。

診断書の内容

診断書には大きく３つの欄があります（図３）。

1．基本情報：氏名、性別、生年月日、住所
2．医学的判断：病名と総合所見（現病歴、現症状、重症度、治療経過、治療状況など）
3．現時点での病状（改善の見込みなど）についての意見

診断書の内容は基本的に同じですが、都道府県によって診断書の形式には多少の差異があり、その他などとして参考事項が記載できる場合もあります。また、１枚の診断書で脳卒中用とてんかん用をまかなっているところもあります（図４）。

「3．現時点での病状についての意見」の欄で、最終的に運転再開の可否について判断します。意識障害や高次脳機能障害、運動障害、視覚障害についての質問があり、運転を控えるべきか否かを判断し、記載します。

column　診断書記載の難しさ

診断書の文章は理解に苦しむ部分もあります。たとえば「発作のおそれの観点から」という文章は脳卒中の再発を意味しているのでしょうか。たしかに脳卒中を繰り返し生じている患者さんは運転再開できませんが、一度の脳卒中で障害が残存している場合はこれに該当しないのでしょうか。運動障害や高次脳機能障害などがある場合、どの程度ならば運転再開可能かの基準がないため、現場の医師は運転再開の可否判断に苦慮しています。

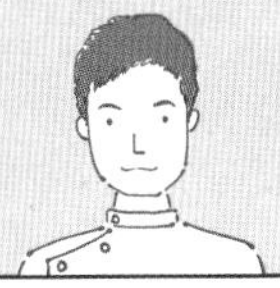

《脳卒中（脳梗塞・くも膜下出血・一過性脳虚血発作・
脳動脈瘤破裂・脳腫瘍等）関係》
診 断 書（東京都公安委員会提出用）

1　氏名　　　　　　　　　　男・女 生年月日　T. S. H　年　月　日生（　歳） 住所
2　医学的判断 ○病名 ○総合所見（現病歴、現症状、重症度、治療経過、治療状況など）
3　現時点での病状（改善の見込み等）についての意見 ア　脳梗塞等の発作により、次の障害のいずれかが生じているため、運転を控えるべきである。（該当部分に☑印） □　意識障害、見当識障害、記憶障害、判断障害、注意障害等 □　身体の麻痺等の運動障害（但し慢性化した運動障害のみであれば下記「カ」を検討） □　視覚障害（視力障害、視野障害等） イ　上記アの障害が繰り返し生じているとは言えないが、「発作のおそれの観点からは運転を控えるべき（a）」と診断される。 ウ　上記アの障害が繰り返し生じているとは言えないが、現時点では「前記（a）」と認められるものの、今後６か月〔若しくは６か月より短期間（　か月）〕以内に「発作のおそれの観点から運転を控えるべきとはいえない（運転可能）（b）」と診断できることが見込まれる。 エ　上記アの障害が繰り返し生じているとは言えないが、「前記（a）」と認められるものの、今後６か月〔若しくは６か月より短期間（　か月）〕以内には、今後（　）年程度であれば「前記（b）」と診断できることが見込まれる。 オ　上記アの障害が繰り返し生じているとは言えず、今後（　）年程度であれば、発作のおそれの観点からは、運転を控えるべきとはいえない。 カ　上記アからエのいずれにも該当せず、運転を控えるべきとはいえない。（該当部分に☑印） □　回復して脳梗塞等にかかっているとは言えない。 □　脳梗塞等にかかっているが、発作のおそれの観点からは、運転を控えるべきとはいえない。 □　発作のおそれはないが、慢性化した運動障害がある。
4　その他参考事項

専門医・主治医として以上のとおり診断します。　　　　年　月　日
病院又は診療所等の名称・所在地
担当診療科名
担当医師氏名　　　　　　　　　印

図３　脳卒中関係診断書例

様式 6-2

診 断 書（公安委員会提出用）

1　氏名　　　　　　　　　男・女
生年月日　T. S. H　年　月　日生（　歳）
住所

2　医学的判断
病名
初診日
所見（現病歴、現在症、重症度など）

※　平成　年　月　日に上記病気等により自動車等の運転は控えるべき状態となったが、継続治療により、平成　年　月　日の診断をもって以下の病状に回復したと認める。

3　脳卒中等　（□　該当　□　非該当）※該当の場合は以下に解答願います。
現時点での症状（運転能力及び改善の見込み）についての意見
※　主な判断基準－「発作のおそれの観点からは、運転を控えるべきとはいえない（A）」
ア　回復して脳梗塞等にかかっているとはいえない。
イ　脳梗塞等にかかっているが、発作のおそれの観点からは、運転を控えるべきとはいえない。
ウ　意識障害、見当識障害、記憶障害、判断障害、注意障害、身体麻痺等の運動障害、視力障害、視野障害（以下単に「障害」という。）等が繰り返し生じているとはいえず、今後、（　）年程度であれば、発作のおそれの観点からは、運転を控えるべきとはいえない。
エ　障害が繰り返し生じているとはいえないものの、「(A)」とまではいえないが、6月（　月）以内に「(A)」と診断できることが見込まれる。
オ　障害が繰り返し生じているとはいえないものの、「今後、（　）年程度であれば、発作のおそれの観点からは、運転を控えるべきとはいえない（B)」とはいえないが、6月（　月）以内に「(B)」と診断できることが見込まれる。
カ　障害が繰り返し生じているとはいえないものの、「(A)」とはいえない。
キ　障害が繰り返し生じている。

4　てんかん　（□　該当　□　非該当）※該当の場合は以下に解答願います。
最終発作（　　年　月　日）
症状（　　　　　　　　　　）
現時点での症状及び今後の見通しについての意見
ア　過去５年以上発作がなく、今後発作が起こるおそれがないと認められる。
イ　発作が過去２年以内に起こったことがなく、今後、（　）年程度であれば、発作が起こるおそれがないと認められる。
ウ　過去２年以内に発作を起こしているが、それは意識障害及び運動障害を伴わない単純部分発作に限られ、１年間の観察から判断して、今後症状の悪化のおそれがないと認められる。
エ　過去２年以内に発作を起こしているが、それは睡眠中の発作に限られ、２年間の経過観察から判断して、今後症状の悪化のおそれはないと認められる。
オ　上記ア、イ、ウ又はエとはいえないが、今後６月（　月）以内にア、イ、ウ又はエの診断ができる見込みがある。（該当事項に○→ア、イ、ウ、エ）
カ　過去２年以内に発作を起こした。
キ　今後発作を起こすおそれがある。

主治医として以上のとおり診断します。　　　　　平成　年　月　日
病院又は診療所の名称・所在地
担当診療科名
担当医師氏名　　　　　　　　印

図４　脳卒中等・てんかん診断書例

Q. 10

公安委員会に提出する診断書は、いつ、誰が記載しますか？

A.

基本的には脳卒中患者さんを担当したリハ科の主治医が望ましいと考えています。記載時期は障害や病状、改善状況などを総合的に判断して検討します。

主治医の役割

回リハ病棟入院時

前医からの紹介状をもとに、患者さんや家族から現病歴、既往歴、生活背景などを聴取し、身体所見などの診察を行い、リスク管理を考えてリハビリテーション指示箋を記載します。

入院中

血液検査や画像検査を行い、薬を処方して全身管理を行いながら、リハスタッフと身体機能や高次脳機能の改善状況を確認します。また、残存した障害に対しては、装具や杖などの補助具、メモリーノートや会話ノートなどの補助具や代替補助手段を用いて活動の範囲を広げられるように検討します。

退院後

自宅の家屋評価や改修のアドバイスなどを行い、社会復帰支援では復職や新規就労についてもかかわります。

このように**主治医は、脳卒中患者さんの回復過程に入院から退院までかかわっており、病態や服薬状況、障害状況、社会的背景など多くの情報をもっています**。そのため、回リハ病院の主治医が診断書を記載することが望ましいと考えます。

担当医師や病院が変わる場合

退院後、患者さんが入院していた病院で外来治療を受けるときに、主治医が外来担当医師に変わることもあります。その際は外来担当医師と入院中の主治医とが相談のうえ、診断書を記載するとよいでしょう。また、外来でのリハを行う必要がなく、処方などを他院で行う場合は、退院時に診断書を記載するとよいと考えます。

しかし、回リハ病棟を退院した後で運転再開を希望する患者さんもいます。この場合、すでに他院で処方などが継続されていたとしても、回復期リハビリテーション医療を提供した病院で診断書を記載するべきだと考えます。

現時点では、一般臨床医が脳卒中患者さんの運転再開に関する診断書を記載する機会は多くありません。その点も考慮すると、**身体機能、認知機能などの評価結果を理解でき、全身状態を把握できるリハ科の医師が診断書の記載にはもっとも適しています**。

診断書の記載時期は個別に検討

診断書の記載は退院時でなくても構いません。失語症や注意障害、記銘力障害などの高次脳機能障害は、長期間かけて徐々に改善することが知られています。そのため、退院時には運転再開が困難であっても、**外来でのリハによって症状が改善し、運転再開が可能となる場合もあります**ので、障害や症状、改善状況などを総合的に判断して診断書の記載時期を検討します。

column 脳卒中患者さんの免許再取得と診断書

2014 年の道交法改定によって、脳卒中など一定の病気による失語症や高次脳機能障害のために免許を取り消された場合、取り消された日から 3 年以内に症状が改善すれば、免許の再取得のときに学科試験および技能試験が免除されることになりました。罹患後すぐには運転再開が困難で、免許を取り消された、つまり免許更新時には運転が再開できる状態ではなくても、取り消しから 3 年以内に症状が改善すれば、学科試験、技能試験を受けることなく、医師の診断書で運転再開が可能となりますので、診断書の記載時期については個別判断が大切です（第 2 章 Q05、➡ p18）。

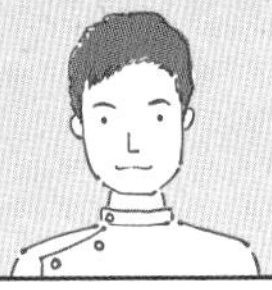

Q.11

主治医が「責任が取れないから」と言って診断書に記載してくれません。どうすればよいですか？

A.

慣れない診断書を記載することに躊躇する気持ちも理解できますが、リハスタッフとともに、運転再開支援のための勉強会などを開催し、まずは知識を共有し、病院内で必要なシステムを構築することから始めるとよいと思います。

医学的専門性をもった判断

民法第644条では、善管注意義務が定められています。医師がその専門性をもって業務を行う場合には、「善良な管理者の注意」を払わなければならない、と法的な義務が課されているのです。そのため、**医師は自動車運転が危険と思われる患者さんには、運転してはいけないと説明する必要があります**。また一方では、運転再開が可能な患者さんには、運転再開を可能と診断することも必要です。明らかな理由もなく、運転再開を許可しなければ、患者さんの日常生活や社会生活に大きな不利益を与えかねません。

診断書の責任とは？

運転に関する診断書を記載した経験がない、あるいは経験が少ない医師の場合は、診断書の記載に躊躇すると思われます。その理由のひとつは、責任の所在への不安にあると考えられます。もし自分が診断書を記載した患者さんが交通事故を起こしたら、診断書を記載した医師にも責任が求められるのではないかと危惧するためです。

筆者が知っている限りにおいては、**診断書に虚偽の記載をしていなければ刑事的責任はない**とのことです。運転に問題となる疾病をもたない人であっても、交通事故を起こすことはあるからです。ただし、民事的責任については、被害者側が訴えれば巻き込まれる可能性は否定できません。しかし、現在まで筆者が知る限りにおいて、脳卒中患者さんの運転に関する診断書を記載した医師を訴えた事例は報告されていません。診断書を安心して作成するためには、脳卒中患者さんの運転再開に関する知識を獲得することから始める必要があります。

医師が運転再開支援について理解する必要性

病院で脳卒中患者さんの運転再開支援を開始するにあたり、いちばんのキーマンは医師です。看護師やリハスタッフがどんなに頑張っても、医師が診断書に記載しなければ、患者さんは運転を再開できません。医師としては、患者さんの生活を支援したいという気持ちと、運転再開が可能という診断書を記載した患者さんが事故を生じたときのリスクとの板挟みで、記載をためらってしまうのです。これを解消するためには、医師に脳卒中患者さんの運転再開を支援するための知識を得てもらう必要があります。

運転について判断するための知識や材料

じつは**通常のリハビリテーション医療だけでは、運転時の状況はイメージしづらい**です。**机上検査の結果がいくら良くても、実際の運転では瞬時に判断し、それに合わせた運転操作が要求される**からです。医師としては、実際の運転技能、運転時の安全性についても判断材料が欲しいところです。

筆者は、病院にドライビングシミュレーターを設置することを勧めています。理由は、運転技能の判断以外にも、運転のためのリハビリテーション医療としても活用でき、運転時に必要な注意力の向上を促すことができるからです。

しかし、シミュレーターがなくても、近隣の教習所と連携すれば、教習所に運転技能の評価を委ね、その結果と患者さんの医学的情報をもとに診断書を記載することも可能です。医師が安心して診断書に記載するためには、知識と運転技能を確認できるシステムを構築する必要があります。

アドバイス

現在、脳卒中患者さんの運転再開に関する書籍や、雑誌の特集、講演会などが数多くあります。チームを作って勉強会などを開催すると、知識の共有ができて効果的です。

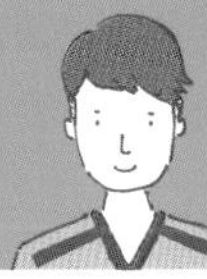

Q.12

脳卒中になって運転免許が取り消されたら、もう一度、教習所に通うのですか？

A. 脳卒中という診断だけで運転免許が取り消されることはありません。おそらく、脳卒中後に運転再開が許可されず、運転免許証の更新期限から６カ月以上経過したため運転免許が取り消されたと思われます。もし、現在、運転再開が可能な状態になっていて、免許が取消された日から３年以内であれば、医師の診断書をもって学科試験・技能試験が免除され、運転を再開することができます。教習所に通う必要はありません。

運転可否の判断についての法改正

かつての道交法では、精神病者、知的障害者、てんかん病者、目が見えない者、耳が聞こえない者、口がきけない者などについては、病名により免許を与えない、いわゆる「絶対的欠格事由」がありました。しかし、2001 年の改正により、「絶対的欠格事由」は撤廃されました。一定の病気などにかかっている場合や、身体に障害が生じている場合でも、自動車などの安全な運転に支障がない場合や、支障がない程度まで回復する場合もあることから、安全な運転の可否を個別に判断する「相対的欠格事由」に変更され、翌年から施行されました。このため、**現在は脳卒中という病名だけで運転免許が取り消されることはありません**。

しかし、第２章 Q05（➡ p18）でも取り上げましたが、道交法によって、**安全な運転にかかわる認知機能に問題がある場合や操作ができない病状の場合には、運転が許可されない**とされています。そのため、脳卒中後に生じた運動機能障害あるいは高次脳機能障害、視機能の障害などによって、運転を控えるべきと診断されることがあります。

脳卒中後の運転免許の停止、取り消し、再取得

脳卒中によって運転を控えるべきと診断された期間が、免許の更新期限から６カ月以内の場合は免許の停止となり、６カ月以上の場合は免許の取り消しとなりますが、2014 年の道交法改正によって、一度、免許を取り消された場合でも、**免許を取り消されてから３年以内に症状が改善して運転が可能と診断されれば、学科試験および技能試験が免除されることとなりました**。つまり、医師の診断書があれば、教習所に通って学科試験、技能試験を受ける必要はありません。

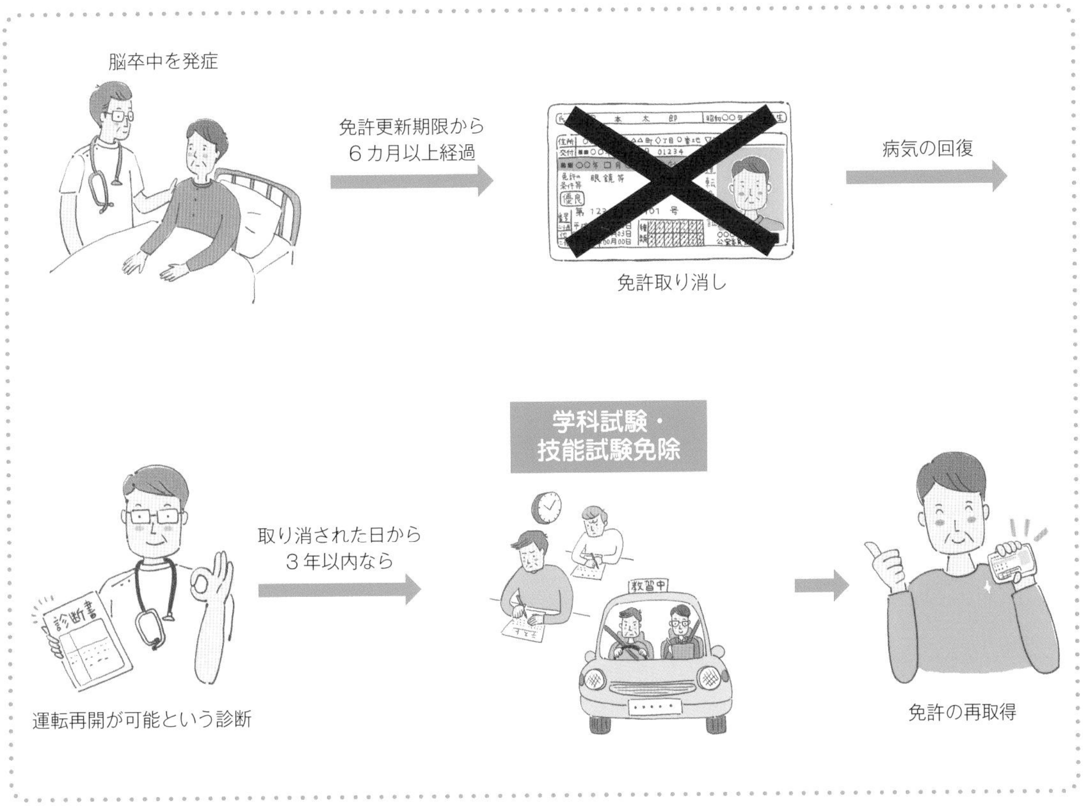

図５ 免許の再取得と試験の一部免除

言うまでもありませんが、医師は、安全運転が見込まれる場合にのみ運転可能と診断するため、障害や症状が改善していることが条件となります。このような法律の仕組みを脳卒中患者さんや家族に説明することで、**運転をすぐにあきらめるのではなく、リハビリテーション医療を希望をもって受けることにつなぐ**ことができます。

ただし、脳卒中による障害などで免許が取り消された日から３年以上が経過した場合や、交通規則違反などで運転免許が取り消された場合は、医師の診断書では運転再開ができませんので、注意が必要です。

ひとこと

リハによって運転ができるようになる可能性があることや、その場合の具体的な手続きなどが説明できると、患者さんも希望をもてるはずです！

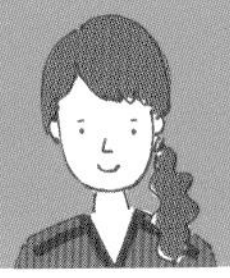

Q.13

入院中などに運転免許の更新期間が過ぎてしまったら、どうすればよいですか？

A.

脳卒中の治療中に更新期間が過ぎてしまった場合は免許が取り消されますが、取り消しから３年以内であれば、運転可能であるという医師の診断書を公安委員会に提出することで、免許を再取得できます。

回リハ病棟入院中に免許証の更新時期にあたってしまうことは少なくありません。また、退院していたとしても、すぐに運転ができる状態ではない場合もあります。道交法では、免許証の更新期限から６カ月以上運転を控えることが必要となれば、一度、免許は取り消されることになっています。その後、運転可能になったと判断された際に以前は学科試験や技能試験を改めて受験する必要がありました。

ところが2014年の道交法の改定によって、**一定の症状を呈する病気にかかっていることを理由に免許が取り消された場合、取り消された日から３年以内に運転できる状態に回復すれば、学科試験や技能試験が免除**され、医師の診断書を公安委員会に提出することで免許を再取得できるようになりました。

免許の再取得後も優良運転者に

取り消しから３年以内に免許を再取得した場合は、免許取り消し前が優良運転者であれば、再取得した免許でも優良運転者とみなされます。つまり、免許証の有効期限が３年ではないなどの法令上の優遇措置が受けられることになりました。一定の症状を呈する病気については、第２章Q14（➡ p40）や、巻末の運用基準（➡ p130）なども参照してください。

更新期限から６カ月以上運転を控えること（一時的に運転免許は取り消されます）が必要であると考えられる患者さんに対しては、このような法律の仕組みを説明して安心してもらい、リハビリテーション医療の継続を優先させるべきです。

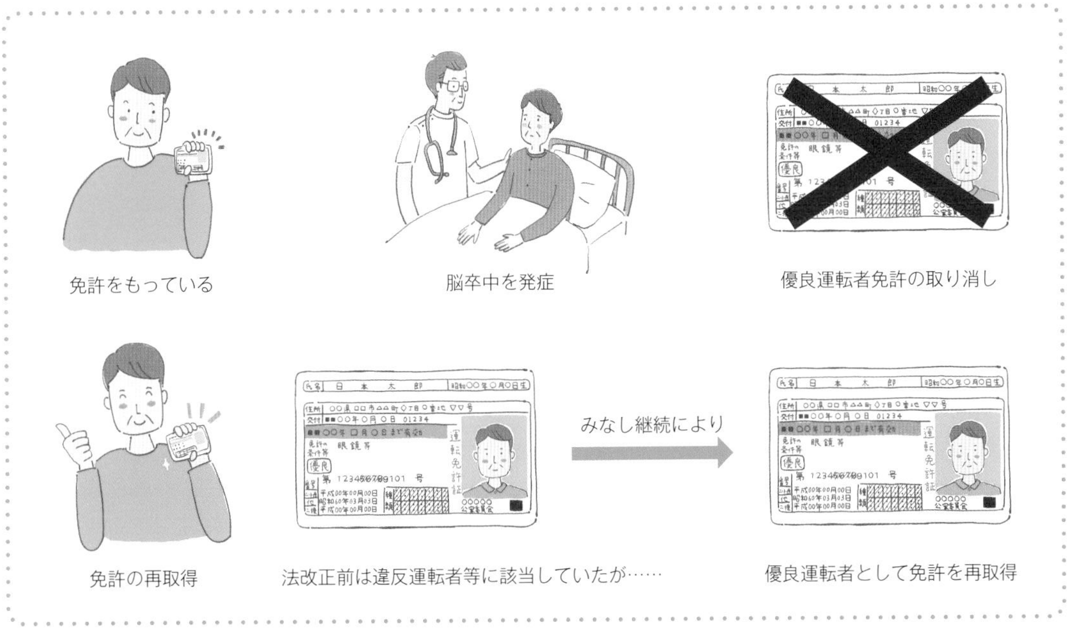

図６ 再取得した免許のみなし継続

column 脳卒中後に運転免許を取得する場合

筆者は脳卒中後に初めて運転免許証を取得した患者さんを１名、経験しております。数は非常に少ないですが、こうしたケースについて説明します。

免許未取得の障害者の場合は、自身の障害の程度で運転が可能かどうかについて、免許センターで適性相談や適性検査を受けることから始まります。その結果により、無条件適格（条件なし）、条件付き適格（安全な運転を行える範囲の免許種別や車種、構造、補装具の使用の条件）、不適格（免許取得が認められない）のいずれかの判断を受けます。無条件適格および条件付き適格の場合は、指定の自動車教習所での教習を受け、免許センターにて適性検査および学科・技能試験を受検し、合格すると運転免許証が交付されます。

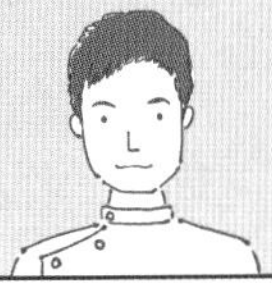

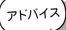

アドバイス 免許の更新が近づいている患者さんにも、同じように説明しましょう！

Q.14

免許更新時の「一定の病気等の症状に関する質問票」って何ですか？

A. 免許の取得や更新のときに、安全運転にかかわる一定の病気などに該当するかどうかを把握するための質問です。具体的には、過去５年以内の意識消失や身体障害発症の有無、病気によって医師から運転免許の取得や運転を控えるようにとの助言があるか、そして睡眠やアルコールに関する質問があります。

「質問票」が設定されたきっかけ

2011年におきた栃木県鹿沼市のクレーン車暴走事故、2012年の京都市祇園のワゴン車暴走事故など、病気の発症が原因となった自動車事故がきっかけとなり、2014年に道交法が改正されました。これにより、運転免許の取得や免許更新時において、「一定の病気等の症状に関する質問票」を提出するという規定が整備されました。

「質問票」の内容（図7）

1. 過去５年以内の意識喪失について
2. 過去５年以内に身体が一時的に思い通りに動かせなくなったことがあるかどうか
3. 過去５年以内の睡眠状況（日中の眠り込みについて）
4. 過去１年以内の飲酒にかかわる身体状況について
5. 病気のため、医師から運転を控えるよう助言を受けているかどうか

虚偽報告をした場合

「質問票」に虚偽の回答をすると罰則が科されます。罰則内容は、１年以下の懲役または30万円以下の罰金となっています。「質問票」に虚偽の報告をして、運転免許の更新後に交通事故を起こし、調査の結果、「質問票」に虚偽の報告をしていたことがわかったという報道を見かけることもあります。けっして、「質問票」で虚偽の報告をしないように説明してください。

「一定の病気等の症状」を認めた場合の医師の届け出

2014年の改正によって、道交法第101条（➡ p128）では、医師の届け出について記載されています。**診察した患者さんが自動車の安全運転にかかわる病気に該当し、免許を保持していると知ったときは、そのことを公安委員会に届け出ることができる**というものです。**この届け出行為は、秘密漏示罪の規定に該当せず、守秘義務違反にあたらない**となっています。

たとえば、脳卒中後に注意障害が著明で半側空間無視を認め、明らかに自動車を運転すると大きな事故を生じる危険性が高い患者さんに、運転しないようにと何度説明しても、その指示に従わず、危険な運転を繰り返していると認めた場合、公安委員会にその状況を届け出ても守秘義務違反にあたらないというものです。**この届け出は義務ではなく、任意**であることも特徴です。また、実際には届け出をしたらすぐに運転ができなくなるわけではなく、公安委員会による聴取や検査などが行われ、運転継続の可否が判断されます。**免許にかかわる行政処分の責任は、**道交法**上、公安委員会にあります**。

このほか「一定の病気等の症状」に該当する疑いがある人は、免許効力が一次的に停止されることがあります。これは臨時適性検査の受検や診断書の提出命令を受けている人が交通事故を起こし、事故の状況から判断して病気と関係する可能性があると認められるときは、3カ月を超えない範囲で期間を定めて免許の効力を停止することができるというものです。

質問票

次の事項について、該当する□に✓印を付けて回答してください。

1　過去５年以内において、病気（病気の治療に伴う症状を含みます。）を原因として、又は原因は明らかではないが、意識を失ったことがある。	□はい □いいえ
2　過去５年以内において、病気を原因として、身体の全部又は一部が、一時的に思い通りに動かせなくなったことがある。	□はい □いいえ
3　過去５年以内において、十分な睡眠時間を取っているにもかかわらず、日中、活動している最中に眠り込んでしまった回数が週３回以上となったことがある。	□はい □いいえ
4　過去１年以内において、次のいずれかに該当したことがある。 ・飲酒を繰り返し、絶えず体にアルコールが入っている状態を３日以上続けたことが３回以上ある。 ・病気の治療のため、医師から飲酒をやめるよう助言を受けているにもかかわらず、飲酒したことが３回以上ある。	□はい □いいえ
5　病気を理由として、医師から、運転免許の取得又は運転を控えるよう助言を受けている。	□はい □いいえ

公安委員会　殿　　　　年　月　日

上記のとおり回答します。　　　回答者署名＿＿＿＿＿＿

（注意事項）

1　各質問に対して「はい」と回答しても、直ちに運転免許を拒否若しくは保留され、又は既に受けている運転免許を取り消され若しくは停止されることはありません。（運転免許の可否は、医師の診断を参考に判断されますので、正確に記載してください。）

2　虚偽の記載をして提出した方は、１年以下の懲役又は 30 万円以下の罰金に処せられます。

3　提出しない場合は手続きができません。

図７　一定の病気等の症状に関する質問票

memo

Q.15

運転免許証の返納手続きや、運転経歴証明書について教えてください。

A. 運転免許証の返納は、免許センターや警察署で行うことができます。また、免許証返納時に運転経歴証明書を申請して取得すると、さまざまな特典を受けることができます。たとえばタクシーの割引や路線バスの定期、レストランでの食事の割引などがありますが、特典は居住地によって異なりますので、各人で調べる必要があります。

運転免許証の返納

近年、高齢ドライバーの運転免許証の返納が増加しています。多くは認知機能低下にともなうものですが、脳卒中患者さんの場合も、運動機能障害や高次脳機能障害のため運転を諦めざるをえない場合も少なくありません。免許証の更新時期がきて、自動車を運転することが今後も難しいと患者さんと家族が考えた場合、**運転免許証の自主返納**は一つの方法です。免許証の返納手続きは免許センターや警察署で行います。

身分証にもなる運転経歴証明書

免許証は、運転を行うために必要なライセンスですが、日本では身分証明書の役割も果たしています。そのため、運転免許証がなくなると、日常生活で身分を証明するものがなくなり、とても不便です。そこで**運転経歴証明書（図８）を取得すると、運転免許証のように身分証明書として使用することができます**。運転経歴証明書を入手するには、運転免許証を自主的に返納し、運転経歴証明書取得の申請をする必要があります。しかし、申請をする前に何らかの理由によって、免許取消処分となって免許が失効した場合は、運転経歴証明書は発行されませんので、注意が必要です。

運転経歴証明書が有効なのは５年間

運転経歴証明書は、運転免許証を返納した日からさかのぼって５年間の運転経歴を証明するも

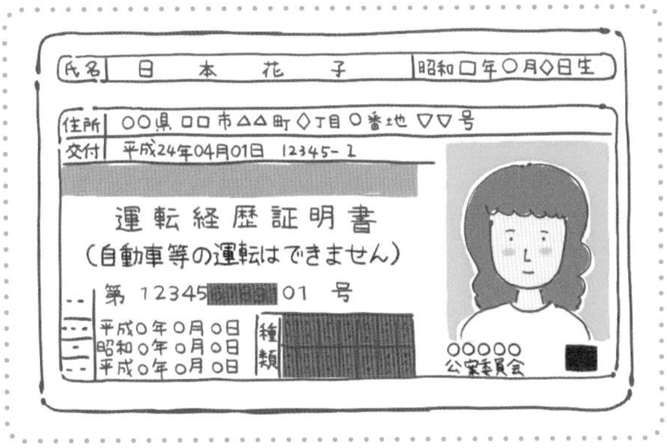

図８ 運転経歴証明書

のです。運転経歴証明書を提示すると、地域によって異なりますが、さまざまな特典を受けることができます。ただし、最初にも説明したとおり、運転免許証を返納するだけでは、運転経歴証明書は取得できませんので、**返納時に運転経歴証明書の取得を申請する**ことをお勧めします。返納時に運転経歴証明書を申請しなかった場合、あとから申請することも可能です。ただし、**証明できる経歴期間は５年間**ですので、運転免許証を自主返納して５年以内に申請した方に限られます。

運転経歴証明書で受けられる特典

運転経歴証明書の提示で受けられる特典は多岐にわたります。たとえば東京都の場合は、警視庁のホームページに高齢者運転免許自主返納サポート協議会加盟企業・団体の一覧が掲載されており、協賛している数多くの企業を確認することができます。業種も物流、銀行、ホテル、デパート、スーパー、タクシー、路線バスなどさまざまです。ただし、運転経歴証明書で受けられる**これらの特典は、原則として65歳以上の高齢者が対象となっています**。また、これらの**特典の内容などは居住地域によって異なるため、各人で調べる必要があります**。

column 運転経歴証明書交付済シール

東京都などでは 2021 年 4 月から運転経歴証明書交付済シールが導入されました。マイナンバーカードケースの裏面にシールを貼付し、マイナンバーカードと一緒に提示することで、特典が受けられるようになりました。

マイナンバーカード

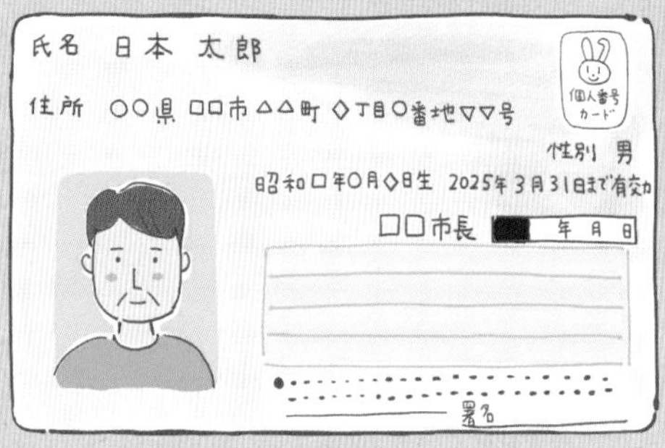

マイナンバーカードケースの裏面にシールを貼ったもの

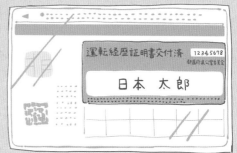

memo

第2章　引用・参考文献

1）一杉正仁．“運転再開に際して求められる法的知識”．脳卒中・脳外傷者のための自動車運転．第2版．林泰史ほか監修．東京，三輪書店，2016，48-54．

2）武原格ほか．“運転再開の流れ”．脳卒中後の自動車運転再開の手引き．武原格ほか編．東京，医歯薬出版，2017，47-55．

3）一杉正仁ほか．“運転再開に際して留意すべき疾患”．前掲書1．33-41．

4）武原格．“診断書記載について”．臨床医のための疾病と自動車運転．一杉正仁ほか編．東京，三輪書店，2018，9-19．

5）坂田裕之．“病気に係る運転免許制度について”．前掲書4．20-9．

6）警視庁．高齢者運転自主返納サポート協議会加盟企業・団体の特典一覧．https://www.keishicho.metro.tokyo.jp/smph/kotsu/jikoboshi/koreisha/shomeisho/support.html（2020年3月29日閲覧）

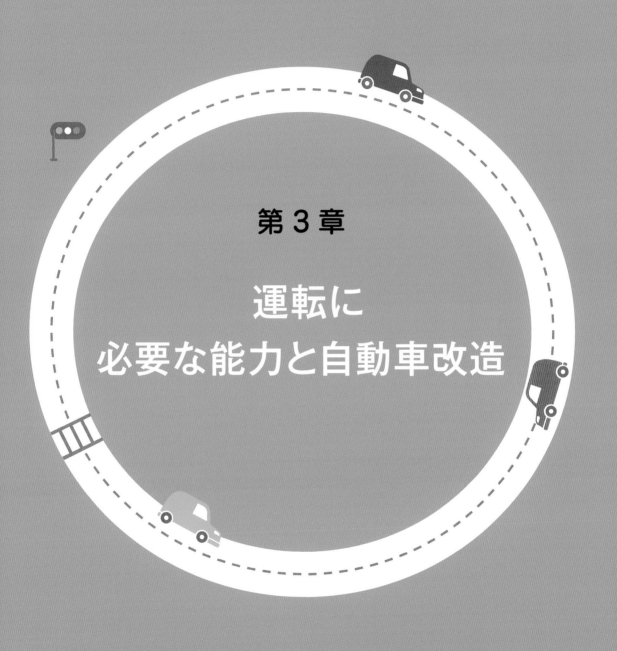

第３章

運転に
必要な能力と自動車改造

Q.16

法的に「運転ができない」とされる身体の障害について教えてください。

A.

1）体幹の機能に障害があって腰をかけていることができない場合
2）四肢すべてを失うまたは四肢の用を全廃した場合
は法的に「運転ができない」とされています。視機能や聴覚についても基準があります。

四肢の機能

運転が禁止される身体の障害については、道路交通法（道交法）第 103 条と道路交通法施行令（施行令）第 38 条で、以下のように定められています（➡ p129）。

1）体幹の機能に障害があって腰をかけていることができないもの
2）四肢すべてを失うまたは四肢の用を全廃したもの
3）安全な運転に必要な認知や操作にかかわる能力を欠くもの

つまり、脳卒中患者さんの場合は、四肢が全廃でなく、ある一定時間座っていることができて運転に必要な操作能力があれば、運転免許の取得や更新が可能ということです。

また、道交法第 91 条では、**身体の状態などによって運転をしてもよい車種が限定される**ことが定められています（➡ p128）。具体的には、左右どちらかの上肢が廃用手であったとしても、ハンドルにノブをつけるなどの改造をすれば運転再開が可能となるということです。自動車の改造については第 3 章 Q24 でも詳しく解説しますので参照してください（➡ p66）。

視機能の基準

視機能については、警察庁交通局の通達によって、視力（矯正視力含む）、色彩識別能力、深視力の 3 点についてガイドラインが示されています。普通自動車と大型自動車、第二種免許では少し異なりますので、確認してください（表 1）。

視力	**普通自動車** ・両眼で 0.7 以上、かつ一眼でそれぞれ 0.3 以上 ・一眼の視力が 0.3 に満たない者、または一眼が見えない者については、他眼の視野が左右 150 度以上で、視力が 0.7 以上であること	**大型自動車あるいは第二種免許** ・視力は両眼で 0.8 以上、かつ一眼でそれぞれ 0.5 以上 ・視野は側面の視野が左右 150 度に達しない者については免許を取得できない場合がある
色彩識別能力	赤、青、黄色の識別ができること。たとえ赤が褐色に見えても、前記三原色の識別ができればよい。	
深視野	大型自動車あるいは第二種免許の場合、横に並んだ 3 本の棒の動きで立体視の能力を確認する。 中央の棒が前後に動き、両隣の棒と同位置に並んだら応答するテストで評価。	

表 1 視機能の基準

聴覚の基準

聴覚は原則として、補聴器を用いても 10m の距離で 90 デシベルの警告器の音が聞こえることが必要です。しかし、この音が聞こえない程度の障害があっても、適切な教育を受け、かつ特定後写鏡（ワイドミラーまたは補助ミラー）を使用している場合には免許の取得が可能となりました。

身体障害および聴覚障害者標識

身体障害者標識（身体障害者マーク）（図 1）は、普通自動車の免許を受けた人で、肢体不自由であることが理由で免許に条件を付されている人が対象となります。聴覚障害者標識（聴覚障害者マーク）（図 2）は、普通自動車および準中型自動車の免許を受けた人で、聴覚障害のあることが理由で免許に条件を付されている人が対象となります。

身体障害者標識は表示しなくても罰則はありませんが、**聴覚障害者標識は表示しない場合は、**道交法**違反となり、罰則があります**。

図 1 身体障害者標識（身体障害者マーク）

図 2 聴覚障害者標識（聴覚障害者マーク）

メモ

障害の程度に応じて自動車を改造すれば、運転ができる場合もありますのでよく確認していきましょう。

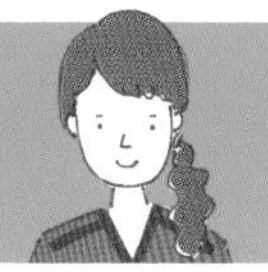

Q.17

手足に麻痺が残っていますが、運転できますか？ 運転再開できる身体機能の目安はどのようなものですか？

A.

片麻痺であれば、上肢が廃用手であっても健側上肢で操作ができるように自動車を改造すれば運転は可能です。下肢の麻痺に関しては、装具や杖を用いて屋外歩行自立ができていれば運転可能と筆者は考えています。

脳卒中による手足の障害はさまざま

法的に自動車の運転ができないとされている身体機能は、Q16で説明したとおりです。座位がとれない方や四肢の機能を全廃した方は運転再開を検討しないと思われます。しかし、脳卒中患者さんの場合は、片麻痺、両片麻痺、失調などのさまざまな身体障害が生じます。また、感覚障害や痙縮ということも考慮に入れる必要があります。そして、これらの**障害を補う自動車改造についても同時に考慮します**。

上肢の片麻痺の場合

片麻痺を想定した場合、上肢機能についてはBrunnstrom stageがⅠ～Ⅱの廃用手でも問題ありません。ただし、上肢が廃用手の場合は、左右どちら側の麻痺であったとしても健側上肢のみで操作ができるように、ハンドルにノブを取り付けたり、方向指示器などに延長レバーを設置するなど自動車の改造を行う必要があります。それよりも軽度の障害の場合は、ドライビングシミュレーターや実車を運転して、ハンドル操作や方向指示器、ワイパーなどのレバー操作が可能であるか確認し、必要に応じて改造を検討します。

下肢の障害の場合

下肢の障害をもつ場合の運転については、装具をつけて歩行が自立していれば可能であるという報告[1)]や、運転を継続している脳卒中患者さんはすべて屋外歩行自立が可能であったという報告[2]があり、筆者も装具や杖を使用していても屋外歩行自立が可能となった患者さんが運転再開の対象であると考えています。

ただし、右片麻痺の場合、左足でペダルを操作できるように、ブレーキペダルの左側にアクセルペダルを取り付けるなどの改造が必要となります。右下肢の痙縮が強い患者さんでは、右足でのペダル操作が安定しないこともあり、左下肢でペダルを操作するように勧め、改造についても説明しています。ブレーキの改造は本章 Q24 を参照してください（➡ p66）。

感覚障害がある場合

右上下肢の感覚障害をもつ患者さんは、注意が必要です。重度の深部感覚障害を有する患者さんでは、ペダル位置やペダルの踏み込み程度がわからないため、視覚的代償が必要となります。そのため、前方への注意が低下して事故の原因となります。**重度の感覚障害を有する右片麻痺患者さんでは、たとえ麻痺が軽度であっても自動車の改造を行い、左上下肢で運転を行うように指導する**必要があると考えます。

運転を再開した方の実態調査

筆者らは運転再開可能と判断した脳損傷者に対して、運転再開の実態について調査を行いました。実際に運転を再開した群は、運転再開は許可されたものの実際には運転再開をしていない群に比べて麻痺は軽度でしたが、歩行速度や片足立位によるバランス能力などには有意な差は見られませんでした（表 2）。

	再開群	非再開群	P 値
上肢（Brunnstrom stage）	5.4 ± 1.0	4.6 ± 1.3	0.03
手指（Brunnstrom stage）	5.5 ± 1.0	4.5 ± 1.6	0.03
下肢（Brunnstrom stage）	5.6 ± 1.0	4.7 ± 1.2	0.01
Functional reach test（cm）	34.1 ± 8.0	34.8 ± 7.0	0.90
Timed up and go test（秒）	11.0 ± 6.8	14.0 ± 9.7	0.26
片足立位（健側）（秒）	38.6 ± 19.8	34.4 ± 21.8	0.56
片足立位（患側）（秒）	21.4 ± 22.5	16.9 ± 21.1	0.52
10m 歩行速度（秒）	8.8 ± 3.3	12.2 ± 8.6	0.13
10m 歩行歩数（歩）	16.1 ± 3.0	18.6 ± 5.4	0.12

表 2 運転再開群と非再開群の身体機能の比較（文献 3 より転載）

Q.18

目や耳の障害があっても運転できますか？

A.

法的な基準を満たしていれば、目や耳の障害があっても運転することは可能です。脳卒中患者さんは、とくに目の障害については、視野を含めて検討する必要があります。

視力と聴覚についての法的な基準

目や耳の障害がある場合は、法的な基準を満たせば運転をすることができます。詳しくは本章Q16を参照してください (➡ p50)。聴覚に障害がある場合は、**聴覚障害者標識を車体の前面と後面の両方に表示することが義務付けられており**、表示しない場合は道交法違反となり、罰則があります。

脳卒中の場合は視野欠損に注意

脳卒中の場合は聴覚障害を生じることはまれですが、脳出血や脳梗塞の病巣が後頭葉や視放線にかかると、視野の欠損を生じることがあります。この場合、両眼に視野障害を生じ、たとえば同名半盲や右上 1/4 盲あるいは左下 1/4 盲など、病巣によりさまざまな可能性があります。このような盲を生じると、顔が前を向いたままの状態では、右または左の人や物を認識することが難しく、意識して顔を右または左に向けることで初めて人や物を見ることができる、という状態になります（図 3）。

視野欠損と交通事故

視野欠損の場合、まったく見えなくなったわけではないため、「一眼の視力が 0.3 に満たない者、または一眼が見えない者」という法的基準からは外れています。中心視野が障害されず残っていれば、視力検査ではひっかかりません。現行の法律では、普通自動車の免許でも、一眼の視

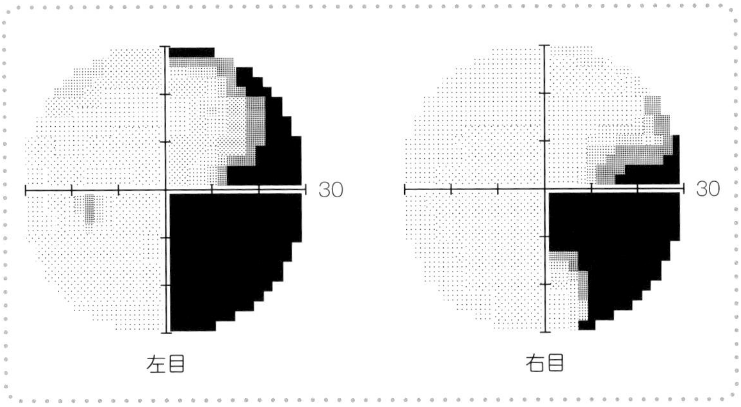

図3 静的視野検査（右下1/4盲）

力が0.3に満たない者、または一眼が見えない者についてのみ視野検査が要求されるため、一眼の視力が0.3以上であれば、法的には運転可能となります。しかし、視野障害があると交通事故率が高く[4]、視野障害者では正常者と比較し、交通事故率が約2倍であるいう報告[5]があります。

column

視野障害と運転

平成30年度警察庁事業の「視野と安全運転の関係に関する調査研究」では、視野欠損の内容と交通事故・違反の類型との関連性を明確にするに至らなかったと報告されています[6]。しかし、この報告は脳卒中患者さんを対象とした報告ではなく、さまざまな疾病によって視野障害を生じた方を対象としており、また各々の視野欠損の程度も明らかにされておりません。これらのことから、視野欠損の程度から運転再開の可否を判断することは難しいですが、視野障害と交通事故との関連がないとは言えないため、視野検査を行い、視野欠損がないことを確かめてから運転再開を検討すべきと考えます。

筆者の場合は、今のところ両眼で同じ部位の視野欠損（同名半盲や同名1/4盲など）が生じている患者さんについては、交通事故の危険性が高いと考え、運転再開を勧めておりません。

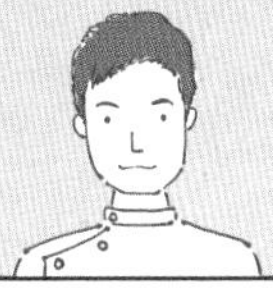

Q.19

失語症のある患者さんでも運転できますか？

A. 失語症の患者さんの運転に関する具体的な法的規制はありませんので、法的には運転は可能です。しかし、道交法を守り、道路標識や制限速度などのマークや文字、数字などが理解できることは求められます。また、事故などの交通トラブルとなった際、状況を十分説明できる能力があることが望ましいです。

失語症に関係する法律

失語症の患者さんについては具体的な法的規制はありませんが、道交法第90条および施行令第33条（➡ p127）で定められている、自動車などの安全な運転に必要な認知や操作にかかわる能力が欠けている場合には免許が認められない、という部分と関係するかもしれません。失語症の患者さんであっても、当然、道交法は守らなければなりませんので、道路標識や速度制限、徐行などさまざまな記号、数字、文字を理解し、順守する必要があります。

さまざまなタイプがある失語症

失語症は、言語の理解と表出の障害程度によってさまざまなタイプがあります。失語症の検査方法のひとつに標準失語症検査（Standard Language Test of Aphasia；SLTA）があります。「聴く」、「話す」、「読む」、「書く」、「計算」に大きく分けて、それぞれについて調べるものです。この検査を用いて失語症のタイプの分類や障害の程度などを検討します。

主な失語症のタイプ

全失語　　：言語理解も発話も重度に障害されている
運動性失語：言語理解は比較的良好なものの、発話が困難で表出した言葉が流暢でない
感覚性失語：言語理解は良好とは言えないが、発話で表出した言葉は流暢
失名詞失語：言語理解も良好で発話も流暢であるものの、物や人の名前などが出てこない（語想起の障害）
など

ほかにも人が話した言葉を自分で繰り返して言えない復唱の障害や、会話は問題ないものの、文字の理解ができない、あるいは書けないなどの症状だけがある患者さんもいます。

失語症と運転に関する研究

このようにうまく分類できるものだけでなく、混合型とされるものも多く存在します。そのため、単純に失語症のタイプだけで運転の可否を判断することは難しいです。しかし、そのような状況であっても失語症と運転に関していくつか研究した報告があります。

交通標識認知能力について失語症のタイプ別に検討した報告では、健忘失語がもっとも良好であり、全失語は不良であったというものがあります[7]。橋本らは、自動車運転許可の医学的指標として、聴覚的・視覚的理解がおおむね良好、言語表出障害が軽度としています[8]。状況説明能力に不安がある場合は、健常者の同乗やドライブレコーダーの設置などの配慮が望ましいと考えます。

ドライビングシミュレーターを活用した評価

筆者らは失語症のタイプ分類で運転の可否を判断することは難しいと考え、運転を再開した失語症の患者さんの状況から、認知機能検査のひとつであるMini Mental State Examination（MMSE）で25点以上であれば運転について検討できると考えました。しかし、奥野らは、運転を再開したさまざまな失語症の患者さん6名について調査した結果、必要なMMSEスコアは21～30点と報告しており[9]、MMSEだけを運転再開の指標とするのは無理があるのかもしれません。

しかし、われわれも奥野らの報告でも、ドライビングシミュレーターを用いて運転能力評価を行っており、標識や指示理解の程度、実際の運転技能などを確認しています。失語症の患者さんではドライビングシミュレーターを用いた評価がとくに有効かもしれません。

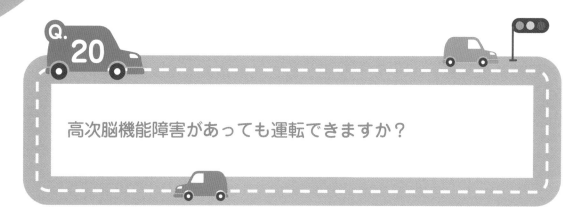

Q.20

高次脳機能障害があっても運転できますか？

A.

高次脳機能障害の症状が軽度であれば運転再開を検討できます。脳卒中による脳損傷の状況によって出現する高次脳機能障害の症状や重症度が異なるため、多角的に評価し、安全運転が可能であるかどうかを検討します。

運転に必要なさまざまな脳の機能

運転は、「認知」「予測」「判断」「操作」を繰り返し行っていると言われています。「認知」には、視機能、聴覚機能のほかに、空間認知や言語機能などが関係しています。「予測」「判断」には、注意機能や処理速度、全般的な知的機能などが関係しています。また、道路標識の理解には言語能力が求められます。そのほかにも自宅に帰る道順や、事故の際の説明には記銘力が重要であり、目的地までの運転計画には遂行機能が関与します。このように、安全に自動車を運転するためには、さまざまな高次脳機能を必要とします。

認知機能と運転

運転における認知機能に関して、３つの階層構造を提案した報告があります[10)]。渡邉はこれをわかりやすく改変して紹介しています（図４）[11)]。Strategical Level とは、運転前および運転中に行う目的地までの計画を指します。Tactical Level とは安全運転に必要となる人や車の動きの把握をはじめ、信号、標識など周辺状況の把握や、スピードコントロールなどさまざまなことが含まれます。Operational Level は実際の運転操作にあたります。このように自動車運転にはさまざまな高次脳機能が必要であるため、多角的に評価し、一定時間安全に運転可能であるかを検討することが大切です。

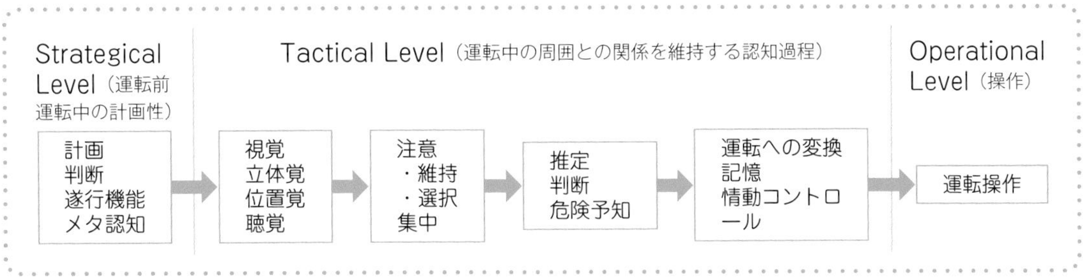

図４ 運転に関する概念的モデル（文献 10、11 より転載）

注意障害と運転

注意障害が重度な場合は、安全に自動車を運転することは難しいです。運転に関係のあるおもな注意障害をまとめてみます。

持続性注意障害：一定時間物事に集中することができない
選択性注意障害：大勢の人が話しているときに特定の相手の声を聴き分けられない、多くの物品から１つのものを探し出すことができない
転換性注意障害：１つの物事を行った後に別の物事を行おうとしても切り替えができない、話題の切り替えについていけない
分配性注意障害：同時に複数のことをこなすことができない

そのほかの運転にかかわる高次脳機能

遂行機能

遂行機能とは、目的を達成するための手順を考え、いくつかの方法のなかから選択して実行してその結果を確認することです。自動車の運転であれば目的地までどのようなルートで、何時に出発して何時に帰ってくるのかなどの計画を立てる能力にあたります。

社会的行動障害

運転に際しては感情のコントロールも大切です。たとえば、ほかの車に追い越されたらイライラしてその車を追い越そうとスピードを上げてしまう、何かあればすぐにクラクションを鳴らしてしまうなどの行動をとると、交通事故やトラブルの原因となります。脳卒中後にこのような症状が現れることもあります。

Q.21

運転再開について評価するための、高次脳機能の検査にはどのようなものがありますか？

A.

高次脳機能と運転再開については、現在とても注目されてきていますが、現状ではさまざまな検査を組み合わせて評価しています。

運転能力を評価する神経心理学的検査

Marshall らは、脳卒中患者さんの運転能力評価に関する 17 の研究論文のメタアナリシスから、遂行機能系、知覚認知系、注意・記憶系、言語系の 4 領域の有益な評価尺度となる神経心理学的検査を抽出しました[12)]。図 5 は、渡邉が Marshall らの報告をもとに、日本で使用されている神経心理学的検査をまとめたものです[13)]。

運転に関する高次脳機能の評価についての現状

高次脳機能障害と運転再開の関係については、現在とても注目されてきています。評価方法や基準値などについて、さまざまな方法で議論されているところです。海外の研究では、Trail Making Test（TMT）やレイ複雑図形検査が運転能力を評価するために有用なスクリーニング検査であると報告されています[12)]。日本でも TMT の結果が運転可否の判断に関係があるという報告があります。

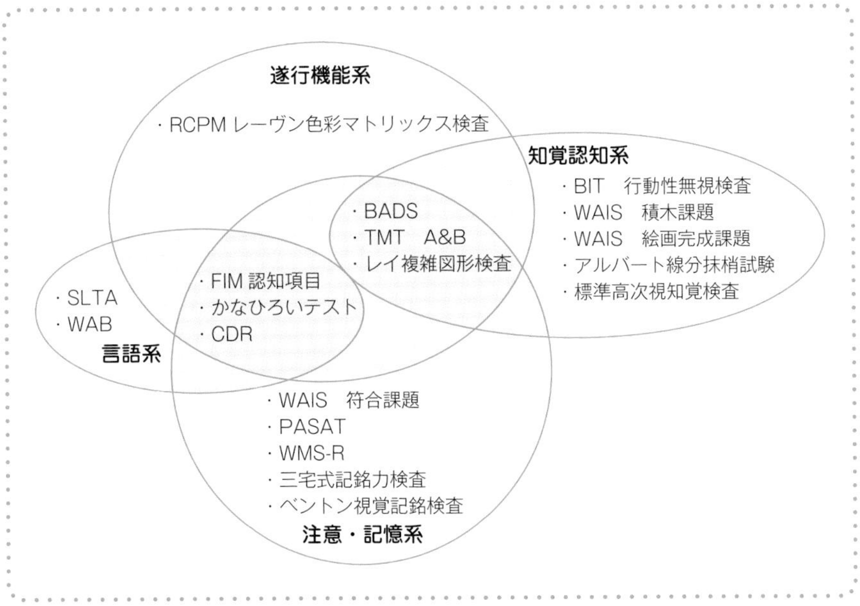

図５　日本で使用されている神経心理学的検査（文献 12、13 より転載）

SLTA: Standard Language Test of Aphasia（標準失語症検査）
WAB: Western Aphasia Battery
FIM: Functional Independence Measure
WAIS: Wechsler Adult Intelligence Scale（ウェクスラー成人知能検査）
WMS-R: Wechsler Memory Scale-Revised（ウェクスラー記憶検査・改訂版）
PASAT: Paced Auditory Serial Addition Test
BADS: Behavioural Assessment of Dysexecutive Syndrome（遂行機能障害症候群の行動評価　日本版）
TMT: Trail Making Test
CDR: Clinical Dementia Rating（臨床的認知症尺度）

Q.22

運転再開の目安となる高次脳機能の評価基準はありますか？

A. 高次脳機能と運転に関しては、いくつかの報告がありますが、この基準であれば安全な運転が可能であるというものはありません。個別の検討が必要です。
運転再開の目安となる評価基準が高いと、本来、運転再開可能な脳卒中患者さんが運転できなくなり、逆に低いと危険な運転をする患者さんを送り出すこととなり、現時点では一定の見解は出ていません。

暫定基準値の作成に向けて

筆者は、運転再開支援を行った脳損傷者に対して、運転状況についてのアンケート調査を実施しました。そのアンケート結果と、彼らの高次脳機能検査結果とを照らし合わせて暫定基準値を作成しました（表 3）。

この暫定基準値は、高次脳機能について全般的知的機能、視覚的および聴覚的注意機能、視空間認知機能、処理速度、記銘力など多角的に評価基準値を示しています。また、このアンケート調査では、退院後おおよそ 1 年間の事故の有無についても検討しました。運転再開可となった脳損傷者の事故率は、健常者の事故率と比較して少ないという結果でした。

運転技能の確認や訓練の必要性

しかし、机上検査である高次脳機能評価のみで運転再開の可否を決めるのは問題があると考えています。**最終的な判断には、ドライビングシミュレーターや教習所での実車評価などを組み合わせることが望ましい**です。実際に脳卒中患者さんの運転再開を支援している多くの病院では、運転技能を確認しています。筆者は暫定基準値を超えた脳損傷者に対して、シミュレーター（第 6 章 Q43、➡ p110）を用いて、運転能力評価および運転能力向上の訓練を行っています。

筆者は現在までに暫定基準値を超えた 200 人以上の脳損傷者に対し、シミュレーターで運転能力の最終評価を行いました。80%以上の患者さんが運転再開となっていますが、一部の脳卒中患者さんはシミュレーターで運転再開は困難と判断しました。

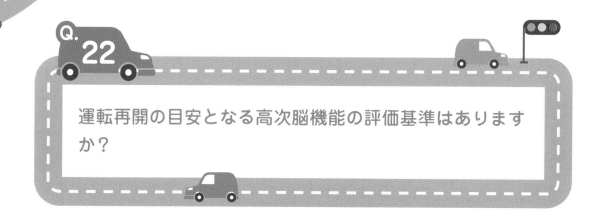

	暫定基準値
MMSE（点）	25 以上
Kohs-IQ	58 以上
TMT-A（秒）	183 以下
TMT-B（秒）	324 以下
PASAT　2 秒（%）	15 以上
PASAT　1 秒（%）	8 以上
BIT（点）	140 以上
WAIS- Ⅲ符号（粗点） 評価点	23 以上 2 以上
WMS-R　図形の記憶（点）	5 以上
WMS-R　視覚性対連合（点）	2 以上
WMS-R　視覚性再生（点）	27 以上
WMS-R　視覚性記憶範囲　同順序（点）	6 以上
WMS-R　視覚性記憶範囲　逆順序（点）	6 以上

表 3 高次脳機能評価と暫定基準値（文献 14 より一部改変）
MMSE: Mini-Mental State Examination
TMT: Trail Making Test
PASAT: Paced Auditory Serial Addition Test
BIT: Behavioural Inattention Test
WAIS- Ⅲ : Wechsler Adult Intelligence Scale-third edition
WMS-R: Wechsler Memory Scale-Revised

運転可否判断の難しさ

現在、運転再開を支援している病院では、各病院独自の判断基準で支援を行っています。急性期病院と回復期病院でも基準は異なるでしょうし、都会と郊外でも安全とされる基準は異なると思います。**現時点では、画一的な基準作成は難しく、各病院の置かれている状況に合わせて判断**することがもっともよいと思われます。

しかし、運転再開の目安となる評価基準が高すぎると、本来、運転再開可能な脳卒中患者さんが運転できなくなり、逆に低すぎると危険な運転をする患者さんを送り出すこととなるため注意が必要です。筆者は健常者であっても交通事故を生じるため、脳卒中患者さんの高次脳機能評価基準は健常者と遜色ない程度に安全運転が見込まれる程度が良いと考えています。

Q.23

高次脳機能障害の患者さんが運転するときは、どのようなアドバイスをすればよいですか？

A.

運転に集中できる環境づくりや神経疲労まで考慮したアドバイスが必要です。また、体調不良や天候不良の場合は予定していた運転を取りやめるなど、一歩引いた対応についても説明するとよいでしょう。

とくに余裕をもった運転を

高次脳機能障害をもつ脳卒中患者さんが運転する場合は、余裕をもって行動することがとても重要です。健常者であっても急いで行動すると余裕がなく、さらにスピードを上げると交通事故の危険性は高まります。また、高次脳機能障害者は、多くのことに注意を向けながら運転を継続すると非常に疲れるため、初めから長時間の運転を行うことは勧めません。ある程度、長時間運転しなければいけない場合は、十分な休憩を間に挟みながら短時間の運転を繰り返し行うことが望ましいと考えます。また、**高次脳機能障害の症状や重症度は患者さんごとに異なる**ため、それぞれに見合った運転方法を考え、アドバイスしましょう。

運転前の確認ポイント

体調と天候の確認

当日の体調や天候などの確認も重要です。たとえば

・前日によく眠れず睡眠不足の場合
・疲労感が強い
・体調がすぐれない

などがあればその日は運転することをやめ、無理をしないことを心がけてもらいます。道交法第66条では、**過労や病気、薬物などの影響で正常な運転ができない可能性がある状態で運転してはいけない**と記されています（➡ p127）。つまり、運転する人は自分の健康管理について責任をもつように求められています。

運転計画を立てる

次に運転計画を立てる癖をつけてもらいます。「なんとなく大丈夫」ではなく、しっかりと走行ルートを確認し、渋滞を回避できそうな時間帯を設定することや、交通量の少ない道を選ぶなど、少しでも余裕をもって運転できる環境を考えます。夜間や天候が悪いときは運転しないということも大切です。

運転に集中できる環境を整える

運転に集中できる環境をつくることも重要です。たとえばラジオを聞かない、話をしないなど、運転に集中できるようにします。運転中の会話は、運転と話す内容を考えるという複数の課題を同時に脳に与えるため、運転中に必要な周囲への注意配分がおろそかになりやすいです。また、ラジオから流れてくる内容に気を取られると、運転に対する集中力が低下してしまいます。

運転速度にも注意

運転速度を上げないように意識することも大切です。もちろん、ある程度の速度で走行しなければなりませんが、速度が速くなればその分、視界も狭くなり、瞬時に判断しなければならない事柄に対応する時間も短くなります。脳への負荷を増やさないことが安全運転につながります。

こまめな休憩を設定する

一回の運転時間を短めにして、頻回の休憩を入れるようにします。脳卒中など脳に損傷を生じると、病前と比べて物事に集中するためのエネルギーが多く必要になり、疲れやすくなります。疲れれば当然集中力は低下し、事故の危険性は高まります。筆者は、助手席に同乗者を乗せることをお勧めします。疲れてきた様子を早めに察知し、休憩を促すなどアドバイスを適時行えるからです。

Q. 24

運動障害がある場合の自動車の改造について教えてください。

A.

オートマチック車を前提として考えます。片手でハンドル操作を可能とするステアリンググリップ、ウインカーやワイパーの延長レバー、サイドブレーキやペダルの改造のほか、ライト点灯・切換、シフトレバーなどの改造を検討します。

現在、身体障害者用であるとことが明らかな装置については、車の構造を大きく変えることがなければ軽微な改造として認められています。脳卒中患者さんが運転する車は、オートマチック車がほとんどですので、改造についてもオートマチック車を前提とします。

ステアリンググリップ

右片麻痺であれ、左片麻痺であれ、麻痺側上肢が廃用手や補助手などで実用的に使用することが困難な場合は、ハンドルにステアリンググリップを装着しましょう。最近の自動車はパワーステアリングのため、片手でも比較的容易に操作することができますが、ステアリンググリップを装着すれば、非麻痺側上肢でより簡単にハンドルを回すことができます。形状はさまざまで、その人に合ったものを選択し、確実にハンドルを旋回できるようにします（図6）。

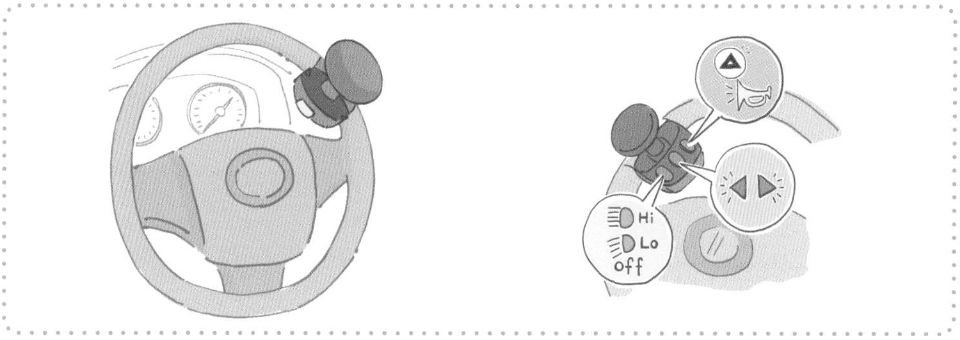

図6 ステアリンググリップ

延長レバー

ウインカーやワイパーの延長レバーは、左右反対側までレバーを延長して取り付けます（図 7）。

足踏み式サイドブレーキペダルの自動車の場合は、左片麻痺の場合はサイドブレーキペダルを左足で踏んで操作することが難しいため、手動で行えるように延長レバーを取り付けます。

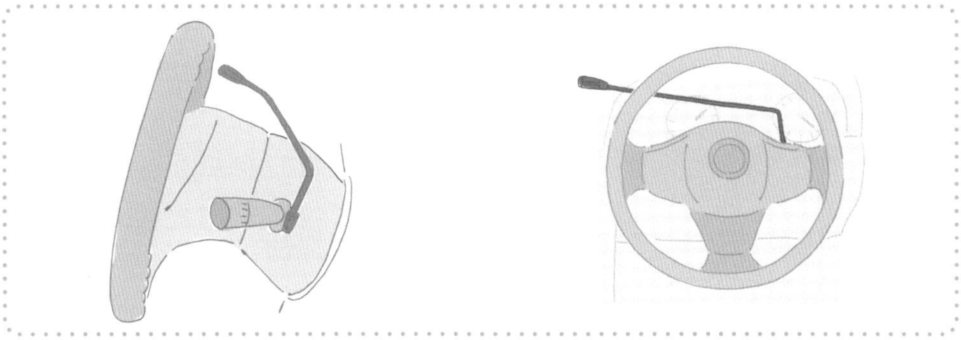

図 7　延長レバー

ブレーキやアクセルペダル

右片麻痺の場合は、右足でアクセルやブレーキペダルを操作することは困難です。ブレーキペダルの左側にアクセルペダルを増設し、左足でペダル操作ができるようにします（図 8）。さまざまなタイプがありますが、基本的には左足で増設したアクセルペダルを踏むと、もともとのアクセルペダルがリンクを介して押されるシステムです。健常者が右足でアクセルペダルを操作できるように、簡単に左右の切り替えができるタイプもあります。

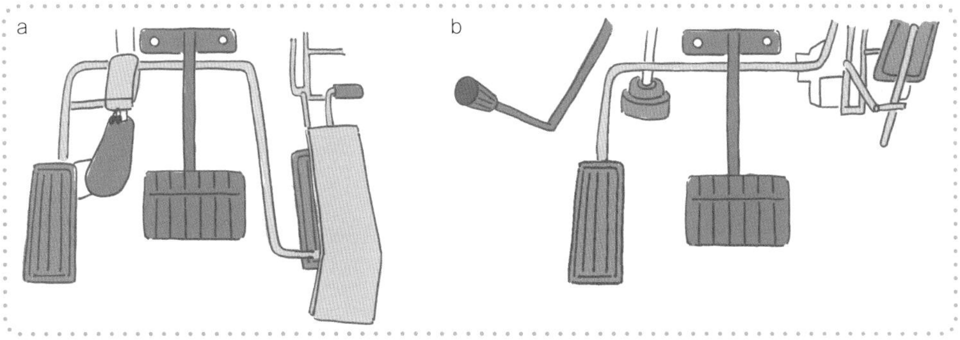

図 8　左アクセルペダル

a：本来のアクセルペダルにカバーをかぶせるタイプ

b：本来のアクセルペダルを跳ね上げることができるタイプ

Q.25

自動車の改造は自分でできますか？ 自治体から経済的な補助などは受けられますか？

A.

装置の取り付けは、自分で行わないことが望ましいです。装置の中でもとくに「止まる」、「走る」、「曲がる」にかかわるものは、自動車販売店などに取り付けまで依頼し、安全を確認したうえで使用しましょう。

装置の入手方法は、自動車購入時に改造も含めて自動車販売店に依頼する方法と、装置専門メーカーに依頼する方法があります。

新車の場合

新車の場合は、自動車販売店に装置を含めて依頼するほうがよいでしょう。ただし、納車されるまで実際の装置を体験する機会がないこともあります。不安を感じたら、装置の取り付けに立ち合うことが可能かどうか相談してみましょう。

保有する自動車を改造する場合

すでに持っている自動車に装置を取り付ける場合は、装置専門メーカーに依頼します。必要な装置について話し合う機会があるので、装着後のイメージがつかみやすいと思います。装置提供業者は、自動車メーカー、国内の装置専門メーカー、海外製品輸入業者の３つに分けられます。

自動車メーカーの場合は、装置付き車種の設定がある場合と、オプションで設定されている場合があります。国内の装置専門メーカーの場合は、使用者に合わせて修正も容易にできるメリットがあります。ただし、すでに所有している車に後付けで装着するため、取り付けることで邪魔になったり、デザインが悪くなることがあります。海外製品の輸入については、まだ数が少ないのが現状です。

装置の安全性の確保

装置の安全基準は、国土交通省の定める「道路運送車両の保安基準」に適合することとなっています。しかし、この基準を満たしているかどうかの判断は、各製造業者や販売店に委ねられていて、公的機関の検査はありません。装置の選択や使用に関しては、装置提供者の情報をもとに使用者の自己責任で行うことになります。**装置の不具合に関しても使用者の自己責任**となるため、運転前の日頃の点検は義務といえます。もし、今までの感覚と異なる点や異音が続くといった装置の不具合が疑われる状況で交通事故を生じると、点検義務を怠っていたと判断されることもあります。

装置の取り付けは慎重に

装置は個人に合わせて制作されることも多いため、何かあったときや問い合わせの際の対応などを考え、信頼できる業者に依頼するようにしましょう。事故の原因として、装置の取り付け不具合ということもあります。たとえば、中古の部品を自分で無理に取り付けたために事故を生じた場合は、使用者が責任を問われることがあります。

装置の中でもとくに**「止まる」「走る」「曲がる」の三大要素にかかわるものについては、装置提供業者に取り付けまで依頼**し、安全を確認してから実際に使用することが重要です。こうした重要な装置は取り付けを強固に行わなければならないため、レンタカーなどに取り付けることは難しいです。

装置を取り付けたことで、運転しづらさを感じる場合がありますが、新しいものに対しては慣れが必要なこともあります。装置の取り換えや外すなどの判断は慎重に行いましょう。

税の減免と改造費の助成

経済的補助としては、税の減免と改造費の助成があります。減免されるのは、消費税、自動車税（種別割・環境性能割）です。消費税については複雑なので自動車販売店に相談しましょう。自動車税は、各都道府県によって対応や減免される範囲が異なるため、自動車販売店や都道府県税務所に問い合わせる必要があります。

改造費の助成は、おもに市区町村の福祉担当が窓口になっています。市町村によって対応が異なり、さらに個人情報にもかかわるため、助成をうける本人や家族が直接問い合わせる必要があります。ほかにもさまざまな助成があるので、確認してみましょう。

1）万歳登茂子ほか．社会生活に関連した動作：自動車運転．総合リハビリテーション．20（9），1992，907-10.
2）進藤伸一ほか．脳卒中後遺症者の自動車運転の実態．理学療法研究．7，1990，57-64.
3）武原格ほか．自動車運転再開支援を行った脳損傷者の特徴と事故について．The Japanese Journal of Rehabilitation Medicine．51（2），2014，138-43.
4）Rubin, GS. et al. A prospective, population-based study of the role of visual impairment in motor vehicle crashes among older drivers: the SEE study. Invest Ophthalmol Vis Sci. 48（4），2007, 1483-91.
5）Johnson, CA. et al. Incidence of visual field loss in 20,000 eyes and its relationship to driving performance. Arch Ophthalmol. 101（3），1983, 371-5.
6）警察庁．平成30年度警察庁事業「高齢運転者交通事故防止対策に関する提言」の具体化に向けた調査研究に係る視野と安全運転の関係に関する調査研究．https://www.npa.go.jp/koutsuu/kikaku/koureiunten/menkyoseido-bunkakai/vision/vision_report.pdf（2020年3月29日閲覧）
7）前田守ほか．高次脳障害患者における自動車運転の問題点．総合リハビリテーション．22（2），1994，127-32.
8）橋本圭司ほか．脳血管障害者の自動車運転：医学的問題点と運転許可の指標．作業療法ジャーナル．36（1），2002，8-14.
9）奥野隆司ほか．失語症患者の自動車運転再開支援：6症例の検討．日本交通科学学会誌．18（1），2018，24-31.
10）Michon, JA. "A critical view of driver behavior models：What do we know, what should we do?". Human behavior and traffic safety. Evans, L. et al. eds. New York, Plenum Press, 1985, 485-520.
11）渡邉修．"高次脳機能障害"．臨床医のための疾病と自動車運転．一杉正仁ほか編．東京，三輪書店，2018，73-9.
12）Marshall, SC. et al. Predictors of driving ability following stroke: a systematic review. Top Stroke Rehabil. 14（1），2007, 98-114.
13）渡邉修．脳損傷者の自動車運転をどのように支援するか：運転に求められる高次脳機能．作業療法ジャーナル．45（11），2011，1280-85.
14）武原格ほか．脳損傷者の自動車運転再開に必要な高次脳機能評価値の検討．The Japanese Journal of Rehabilitation Medicine．53（3），2016，247-52.
15）一杉正仁．"運転再開に際して求められる法的知識"．脳卒中・脳外傷者のための自動車運転．第2版．林泰史ほか監修．東京，三輪書店，2016，48-54.
16）杉山光一ほか．"運転再開のための自動車改造"．前掲書15．66-75.

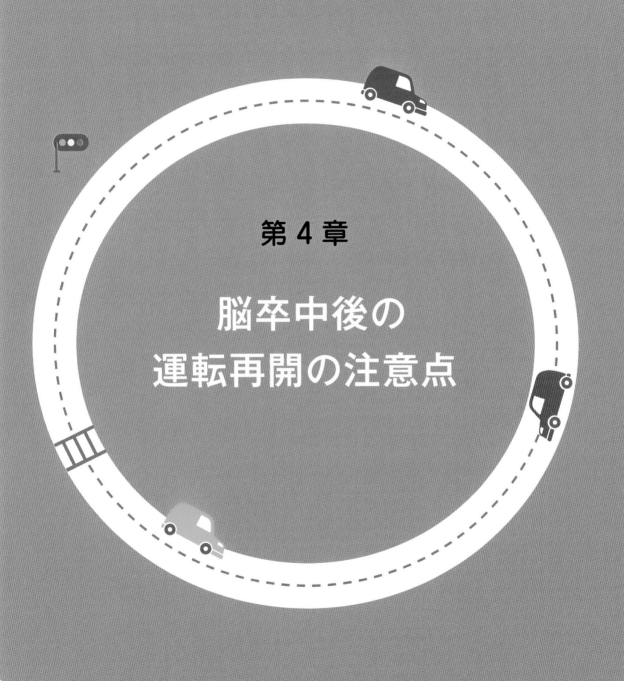

第 4 章

脳卒中後の
運転再開の注意点

Q.26

脳卒中発症後、どれくらいで運転再開できますか？

A. 脳卒中発症後に運転再開が可能となるまでの期間については、明確な規定はありません。しかし、安全に自動車を運転することを考えると、病状が安定していることは必須です。また、「なんとなくぼっーとしている」といった軽度の意識障害がないことや、注意障害など高次脳機能障害もないことを確認のうえ、個別に検討すべきでしょう。

回リハ病院を経ずに退院した場合

運転再開の時期については、病巣の大きさや病態などがそれぞれ異なるため、一概にいつ頃なら大丈夫とは言いづらいものがあります。急性期病院に入院した患者さんのなかには、症状が軽度で回リハ病院での治療を受けることなく、自宅に帰る人も多くいます。そのなかには、仕事で車を使用している人や、生活に車が必要な人もおり、退院後すぐに運転を再開したいものの、まだ軽度の意識障害を残している人もいるかもしれません。また、急性期病院退院後、1 週間程度で脳卒中が再発し、再度、急性期病院に入院する患者さんも少なくありません。

退院後の運転再開支援の必要性

筆者の外来では、急性期病院を退院した脳卒中患者さんが、自動車運転再開の可否判断のため受診されることもあります。その多くは仕事で自動車の運転を必要としており、なかにはまだ軽度の意識障害が残存する人や、注意障害などの高次脳機能障害が残存している人も少なくありません。

また、脳出血の患者さんの場合は、麻痺などはなく独歩可能なものの、頭部 CT ではまだ高吸収域が残存しており、軽度の意識障害が残っているという場合もあります。これらのことを勘案すると、**急性期病院から自宅に退院した脳卒中患者さんに対しても、運転再開について適切な評価を行ったうえで指導を行い、運転再開時期を示すことが望まれます**。

回リハ病院で治療を受ける場合

回リハ病院においても、麻痺が軽度の場合は比較的短期間で退院になると思います。筆者の勤務する病院では、そのような場合でも脳卒中発症後、原則３カ月以上経過した後で運転再開を許可することにしています。というのも、回リハ病院にてリハビリテーション医療を行うほうがよいと急性期病院の医師が判断した背景には、おそらく急性期病院での症状や病態から集中したリハビリテーション医療を行うことが望ましいと考えた理由があると思います。そのため、３カ月程度は脳卒中再発の有無を含めて経過をみたほうがよいと考えています。

筆者の勤務する病院のほかにも、脳卒中後の運転再開支援を積極的に行っている病院があります。**運転再開までの時期の判断は各病院で異なっており**、発症後、半年は運転再開を許可しないところもあります。このように一定の見解は得られておりませんが、患者さんの病態や症状をしっかりと診断し、運転再開時期を決めることが望まれます。頸動脈の狭窄が強いと、脳梗塞を生じる危険性も高くなるため、治療後に運転再開を検討することも一つの方法です。

まとめ

運転再開の時期は、患者さんの症状や病態に応じて判断をすることがもっとも重要です！

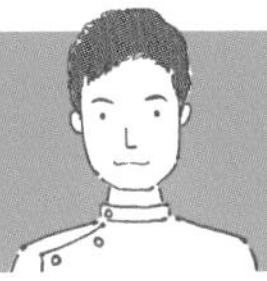

Q.27 運転を再開するには危険な脳卒中患者さんってどんな場合ですか？

A.

病状が安定していない患者さんは、運転中に脳卒中を再発する危険性が高いと考えられます。ほかにも身体や視野の障害がある場合、高次脳機能障害が著明な場合、必要な自動車改造を行っていない場合、薬剤の副作用で眠気がある場合など、さまざまなケースがあります。

包括的な判断を

これまでも繰り返し述べてきましたが、**脳卒中患者さんの運転再開については、安易に許可するものでも、簡単に中止させるものでもない**と考えています。どの程度の障害までなら健常者と遜色なく安全運転が可能なのかを判断基準とするべきでしょう。しかし、この領域はまだまだ医学的、社会的に不明瞭な部分が多いのも現実です。とはいえ安全運転ができないと考えられる脳卒中患者さんに対しては、当然、運転再開の許可はできません。

脳卒中は、脳の損傷部位によって生じる障害も重症度も一定ではありません。身体障害、感覚障害、高次脳機能障害、視野障害について評価し、包括的に運転再開の可否を検討する必要があります。高血圧や糖尿病といった併存疾患の良好な管理や、続発性疾患であるてんかん発作の危険性、治療に必要な薬剤による運転への影響も考慮すべきです。

身体機能に障害がある場合

身体機能の障害については、臨時適性検査などを受検し、条件付き免許保有者となった場合は、その条件にあった改造がなされた自動車でなければ運転してはいけません（第2章 Q08、➡ p26）。改造していない自動車を運転すると、交通事故の危険性も高くなります。

右半身に感覚障害がある場合は注意が必要です。重度の深部感覚障害を有する患者さんでは、ペダル位置やペダルの踏み込み程度がわからないため、視覚的代償が必要となります。そのため、前方への注意が低下し、事故の原因となりえます。また、重度の感覚障害を有する右片麻痺患者さんでは、たとえ麻痺が軽度であっても自動車を改造して左上下肢で運転するように指導する必要があります。

安全運転が困難な症状

重度の注意障害や、半側空間無視を認める場合は、安全運転は困難です。また、全失語のように重度の失語症の場合も、標識、数字や文字の理解が困難なため、安全運転が難しくなります。ほかにも感情の抑制ができなかったり、衝動性が高まった患者さんなども安全な運転が難しいといえるでしょう。

同名半盲があると、半盲がある方向からの人や車などを認識するのに時間がかかるため、安全運転は難しいと思われます。また、右または左上同名 1/4 盲の場合は、信号機を見落とす可能性があり、右または左下同名 1/4 盲の場合は、盲のある側の人や物などを見落とす可能性があります。しかし、同名半盲や同名 1/4 盲による交通事故の危険性について詳細な報告はないため、運転再開の判断に苦慮しています。視野の障害については第 3 章 Q18 や本章 Q30 も参照してください（➡ p54、➡ p80）。

薬剤の影響

薬剤のなかには、副作用として眠気を催すものや、注意力を低下させるものがあります。花粉症の季節に内服する抗アレルギー薬や、風邪薬、筋弛緩薬、神経障害性疼痛緩和薬なども眠気を催す可能性があり、眠気があるときの運転は避けるべきです。薬剤の影響については本章 Q31 （➡ p82）も参照してください。

column 運転判断のレベル化

筆者は、表 1 のように脳卒中患者さんの運転判断をレベル化しています。LV5 になると運転再開が可能と判断しています。

LV0	法的基準を満たしていない
LV1	法的基準を満たしている
LV2	病状が安定し、運転再開が考慮できる
LV3	机上の認知機能検査にて運転再開が考慮できる
LV4	ドライビングシミュレーターまたは実車評価にて運転再開が考慮できる
LV5	総合判断にて運転再開が考慮できる（内服薬やてんかん発作、視野欠損の有無など）

表 1　脳損傷者の運転判断レベル

Q.28

脳卒中で認知機能が低下することはありますか？

A.

血管性認知症は脳血管障害によるものです。しかし、脳血管障害と認知症発症との間の時間的関連ははっきりしないことが多いとされており、運転を再開する場合はこの点に注意が必要です。

脳血管障害に起因する認知症

血管性認知症は、脳血管障害に起因する認知症の総称です。下記のようにさまざまなタイプがありますが、なかでも小血管性認知症がもっとも多く、脳血管障害と認知症発症との間の時間的関連ははっきりしないことが多いとされています。

主な血管性認知症

- 多発梗塞性認知症
- 小血管病性認知症
- 低灌流性血管性認知症
- 出血性血管性認知症　など

多発梗塞性認知症

多発梗塞性認知症は、脳梗塞を生じた場所によって出現する症状が異なります。繰り返し脳梗塞を生じるため、新規の脳梗塞を生じるごとに症状は悪化します。出現する症状は、片麻痺、失行、失認など、さまざまです。

小血管病性認知症

小血管病性認知症は、大脳皮質および皮質下のどちらでも生じます。細動脈硬化が原因となる皮質下病変が主体のもの（皮質下血管性認知症）は、さらにラクナ梗塞主体の多発ラクナ梗塞認知症と白質病変主体のビンスワンガー病に分けられます。皮質下血管性認知症は、血管性認知症の半数を占めるといわれており、高血圧性脳小血管病が原因とされています。

低灌流性血管性認知症

低灌流性血管性認知症は、心停止や低血圧など全身の循環障害や低酸素が原因で生じます。全脳虚血や分水嶺領域、脳室周囲白質の虚血によって認知症が発症します。

血管性認知症の経過や治療

アルツハイマー型認知症と血管性認知症は関連があるとされており、発症が明らかに脳卒中後の認知症であったとしても、脳卒中をきっかけにアルツハイマー型認知症が顕在化する場合もあると言われています。

治療としては、脳卒中の発症予防が基本となります。つまり、血圧や糖尿病、脂質異常症などの適切な管理や禁煙の勧め、心房細動による血栓生成に対する予防薬投与などが行われます。高血圧は皮質下血管性認知症のほとんどが合併していますので、とくにしっかりと管理することが重要です。逆に過度の降圧にならないようにも注意します。

抗認知症薬ですが、血管性認知症には保険適用がありません。アルツハイマー型認知症が明らかな場合は、抗認知症薬の処方が可能となります。

メモ!

運転を再開する場合には、血管障害によって認知症が起こる可能性があることを患者さんや家族によく説明して注意を促しましょう。認知症になると運転は禁止されます。

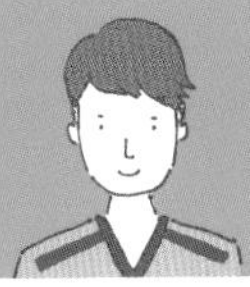

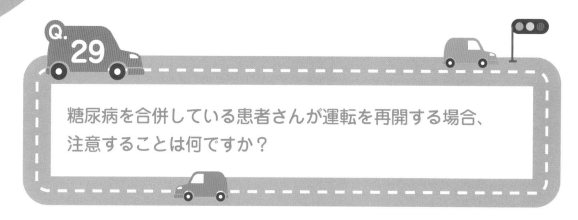

Q.29 糖尿病を合併している患者さんが運転を再開する場合、注意することは何ですか？

A.

処方された内服薬やインスリンの用量を守り、安定した血糖コントロールを行うことがいちばん大切です。運転中に問題となるのは、低血糖となり意識障害を生じることです。とくに無自覚性低血糖症の場合は、運転が許可されないことがありますので注意が必要です。

低血糖と運転

糖尿病の患者数は増加傾向にあり、成人糖尿病人口は約950万人、糖尿病予備軍が約1,100万人とされています。合計すると20歳以上の5人に1人が糖尿病あるいは糖尿病予備軍ということになります。運転に関係するのは低血糖で、道路交通法施行令（施行令）第33条（➡p127）で、**薬などでコントロールできない無自覚性の低血糖症の場合は、運転をしてはいけないと定められています**。

低血糖の症状と対応

交感神経刺激症状：発汗、動悸、頻脈、顔面蒼白など
中枢神経症状：頭痛、眠気、けいれん、意識消失など

このような症状があり、血糖値が60～70mg/mL未満の場合を低血糖症といいます。その場合は、経口摂取が可能であればブドウ糖やブドウ糖を含む液体を飲みます。意識低下を生じるほどの場合は、応急処置で一時的に意識が回復しても再度意識消失を生じる危険性があるため、医療機関への受診が必要です。

無自覚性の低血糖症

低血糖症のなかには、発汗、動悸、頻脈、顔面蒼白などの交感神経刺激症状がみられず、つまり、本人が自覚しないまま、突然、意識消失を生じる場合があります。このような人は、自動車

の運転はできません。ただし、低血糖にならないように自分でしっかりとコントロールできる場合は、運転継続は可能です。

低血糖症と交通事故

低血糖症による交通事故については、ニュースなどの報道で目にすることがあります。実際、糖尿病患者さんと自動車事故の関係については、数多く報告されています。海外の報告ですが、交通事故経験者のHbA1cは低い傾向にあり、重篤な低血糖の既往者は交通事故リスクが４倍になるというものもあります[1)]。松村らは、自動車運転中の低血糖経験者は、インスリン治療患者さんでは22%おり、そのうち５人は低血糖が原因で交通事故を生じていたと報告しています[2)]。またスルホニル尿素薬（SU薬）は、低血糖を生じやすく、SU薬を含む治療群では、ほかの治療より運転中の低血糖が高率であったと報告しています。そのため低血糖を生じにくい薬剤を選択することも一つの方法かもしれません。

糖尿病の脳卒中患者さんへの指導

糖尿病の脳卒中患者さんへの注意喚起と指導は重要です。無自覚性の低血糖を起こさないために、もっとも大切なことは、**患者さん自身が糖尿病薬について把握し、理解していること**です。看護師として、そのための支援を積極的に行いましょう。

指導のポイント

・薬剤の作用時間の長さなどを主治医に確認しておく
・ブドウ糖をつねに携帯し、車中にも保管する
・少しでも低血糖症状があればすぐに車を止め、ブドウ糖を補給する
・運転前に血糖測定し、血糖が低いときは運転を控えたり、補食をする

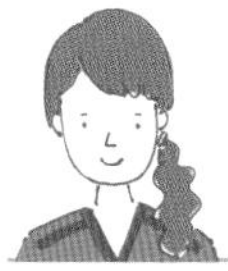

Q.30

両目の視野が一部欠けているようです。運転しても大丈夫ですか？

A.

法的には、両目の同じ部分に視野欠損を生じていても運転することは禁じられていません。ただし、視野欠損と交通事故については相関性があるという報告もあり、注意が必要です。筆者は同名半盲や同名1/4盲の患者さんには運転を勧めていません。

脳卒中後の視機能障害と運転

視機能に関しては、第3章Q18でも説明しましたが、警察庁交通局の通達によって視力検査、色彩識別能力、深視力の3点についてガイドラインが示されていて、一眼が見えない場合のみ法律上問題となります（➡ p54）。しかし、脳卒中患者さんでは、視放線にかかる病巣や、後頭葉の病巣などによって両目の同じ場所に視野欠損が出現しても（同名半盲、同名1/4盲など）、一眼がまったく見えなくなったわけではないため、運転が禁止される法律的な基準からは外れることとなります。しかし、視野障害を有すると交通事故率が高く[3]、視野障害者では正常者と比較し、交通事故率が約2倍であるいう報告[4]もあります。

第3章Q18でも解説しましたが、一方で、平成30年度警察庁事業の「視野と安全運転の関係に関する調査研究」では、視野欠損の内容と交通事故・違反の類型との関連性を明確にするに至らなかったと報告されています[5]。これらのことから、**視野欠損の程度から運転再開の可否を判断することは難しい**と感じています。しかし、視野障害と交通事故との関連はないとは言えないため、筆者は視野検査を行い、視野欠損がないことを確かめてから運転再開の可否について判断しています。

視野障害がある場合の運転評価

実際にドライビングシミュレーターで運転評価を行ってみると、同名半盲の患者さんでは、半盲がある方向からの人や車などを認識するのに時間がかかるため、安全運転は難しいと思われます。また、右または左上同名1/4盲の場合は、信号機を見落とす可能性があり、右または左下同名 1/4 盲の場合は、盲のある側の人や物などを見落とす可能性があります。しかし、同名半盲や同名 1/4 盲による交通事故の危険性について詳細な報告はないため、運転再開の判断に苦慮しています。後頭葉や視放線の一部にかかる病巣のみの脳卒中では、麻痺の所見もなく、認知機能も保たれている患者さんも少なくないため、今後、視野障害のみが残存した脳卒中患者さんの運転の安全性に関する研究が望まれます。

Q.31

いろいろな薬を飲んでいる患者さんは、運転しても大丈夫ですか？

A.

薬の内服自体で運転が許可されないことはありません。しかし、薬を飲むことによって、強い眠気を生じたり、正常な運転が困難な状態になるようであれば運転は許可されません。また、その反面、薬を飲まないことによって、安全運転に支障が生じることも避けるべきです。

服薬と運転に関する法的な決まり

道路交通法（道交法）第66条では、**過労や病気、薬の影響などで正常な運転ができない可能性がある場合には運転をしてはならない**、とされています（➡ p127）。また、そうした状況で運転して人を死傷させた場合には、致死で15年以下の懲役、致傷で12年以下の懲役とされています（危険運転致死傷罪第3条）。

脳卒中患者さんは多くの薬を飲んでいることも少なくありません。脳卒中再発予防の抗血小板薬、抗凝固薬をはじめ、降圧薬、糖尿病関連の薬、睡眠薬、筋弛緩薬、便秘関係の薬などさまざまな種類の薬が処方されることがあります。また、花粉症の季節には抗アレルギー薬が処方されることもあります。**薬を飲んでいても意識障害や眠気などの副作用がなく、安全運転に支障をきたさなければ、運転することは問題ありません**。

服薬の運転への影響

内服薬が関係した事故報告も少なくありません。医薬品が原因と考えられる交通事故例を分析したところ、医薬品の内訳は、パーキンソン病治療薬、睡眠薬、疼痛治療薬、抗精神病薬などによるものでした[6)]。ほかにもインスリン注射による低血糖という報告もあります[6)]。

中枢神経系に作用する薬剤

脳卒中患者さんが服用することの多い薬で問題となる可能性があるものは、抗てんかん薬や抗不安薬、抗うつ薬などで、中枢神経系に作用するため眠気やふらつきを生じやすいです。

筋弛緩薬

片麻痺患者さんのなかには強い痙縮を生じることもあり、筋弛緩薬が処方されます。筋弛緩薬は中枢性筋弛緩薬と末梢性筋弛緩薬に分けられますが、とくに中枢性のものは眠気などの副作用が生じやすいです。また、中枢性および末梢性ともに脱力感を生じる可能性があるため注意が必要です。

そのほかの注意が必要な薬剤

麻痺側の疼痛時に使用されることがある**神経障害性疼痛緩和薬**もめまいや眠気などの副作用があるため、内服後は様子を観察することが大切です。花粉症の季節の**抗アレルギー薬**も眠気を生じることがあるため、注意が必要です。本章 Q33 も参照してください（➡ p86）。

服薬と運転制限の実際

医薬品添付文書のなかには、眠気を催すことがあるので、運転など危険をともなう機械の操作には「**従事させないよう十分注意すること（運転等禁止）**」または「**特に注意させること（運転等注意）**」と記載されたものがあります。しかし、レセプト情報を用いた研究では、25 歳以上の外来患者さんの 73%にこれらの記載のある薬剤が処方されていたと報告されています[7]。これだけ多くの人が「運転等禁止」あるいは「運転等注意」の薬を内服している現実を考えると、**単純に医薬品添付文書どおりに運転を許可しないということは難しい**です。

怠薬にも注意

これまで薬の副作用について記載してきましたが、怠薬が問題となることもあります。たとえば抗てんかん薬の怠薬による運転中の意識消失などはその典型例です。看護師は薬の副作用が生じていないかを確認するとともに、薬をきちんと正確に飲むことの大切さを脳卒中患者さんに指導しましょう。

Q.32

脳卒中になってけいれん発作があるため抗てんかん薬を飲んでいる患者さんは、運転しても大丈夫ですか？

A.

てんかんでは、意識消失や運動障害といった発作が生じるため、慎重な対応が必要です。日本の警察では、運用基準でてんかんについて定めています。抗てんかん薬を内服していても、目が覚めている間に、意識障害や運動障害を生じる発作が２年以上なければ運転は認められます。

道交法第66条では、過労や病気、薬の影響などで正常な運転ができない可能性があるときは運転をしてはならない、とされています（➡p127）。免許取得後に脳卒中を発症し、抗てんかん薬の内服を開始した患者さんは、自身が正常な運転ができるかどうかの判断ができないと思います。そのため、医師や看護師による説明や指導が大切です。

てんかんはコントロールできれば運転可能

警察庁が定めている運用基準で、てんかんについて具体的に記載されています（➡p130）。抗てんかん薬を内服している患者さんであっても、目が覚めている間に、意識障害や運動障害を生じる発作が２年以上なければ運転は認められています。

しかし、**注意すべきなのは抗てんかん薬を減量したり中止したとき**です。病状が改善して薬を減量したり中止した場合は、状況が変わるため一律に運転再開を許可することはできません。抗てんかん薬を内服していたことで発作が抑制されていた可能性もあるからです。

脳卒中患者さんが運転再開を希望したときに、「抗てんかん薬を内服しているため２年間は運転できない」と説明すると、抗てんかん薬を中止してほしいと訴える患者さんもいます。実際に、筆者の患者さんで脳卒中発症後、半年が経過した時点で他院で患者さんと医師との話し合いの結果、抗てんかん薬を中止し、しばらくした後、けいれん発作を生じ、抗てんかん薬が再開されたことがありました。

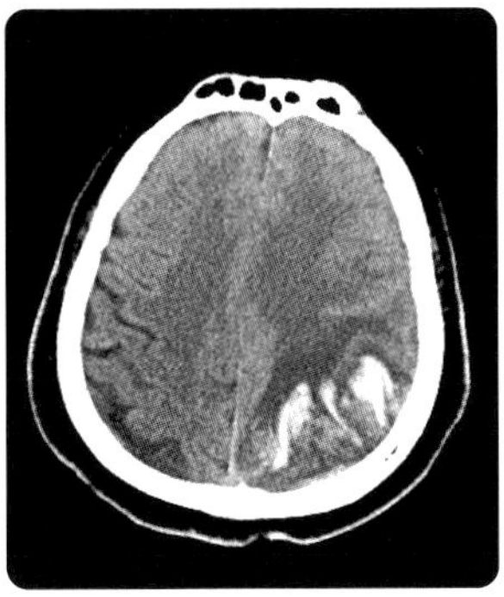

図１ 頭頂葉皮質下出血

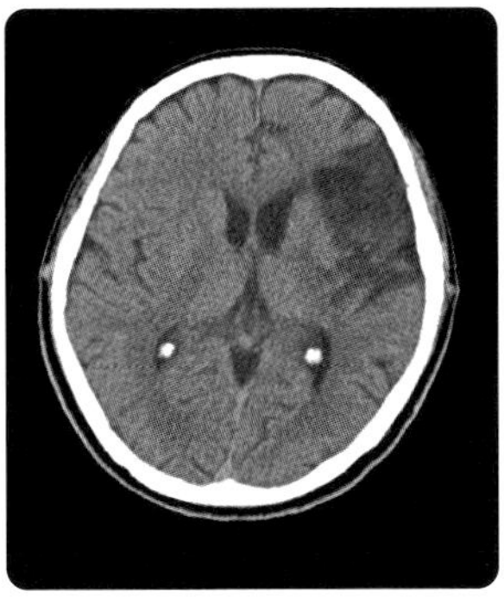

図２ 左中大脳動脈領域広範囲梗塞

脳卒中とてんかん

脳卒中の病巣によってはけいれん発作が生じやすい病巣もあります。とくに皮質にかかる病巣は注意が必要です（図１、２）。医師と相談の上、抗てんかん薬内服の必要性について、医師はもちろん看護師からも説明することが望まれます。**抗てんかん薬は、けいれん発作を抑えることが目的のため、規則正しい服薬が必要**であること、また、怠薬や疲労、睡眠不足など発作を生じやすい事柄についても説明することも大切です。

治療中の免許更新

適切な服薬や治療の必要性とともに、免許証の更新についても説明できるとよいでしょう。第２章でも説明しましたが、運転免許の取得や免許更新時に求められる「一定の病気等の症状に関する質問票」の提出において虚偽の申告をしないことや（第２章 Q14、➡ p40）、一定の病気を理由に運転免許を取り消された場合、取り消された日から３年以内に運転できるまでに病状が回復すれば、学科試験や技能試験が免除となることを具体的に説明しましょう（第２章 Q12、➡ p36）。

抗てんかん薬を内服して運転を控えている２年の間に運転免許の更新期間がきた場合

「質問票」で虚偽の申告をせずにきちんと回答すると、いったん免許は取り消しとなります。しかし、抗てんかん薬で発作が２年間抑えられていれば、免許が取り消された日から３年以内であれば、主治医の診断書を提出することで運転再開できます（第２章 Q12、➡ p36）。きちんと治療をすることの重要性を丁寧に説明しましょう。

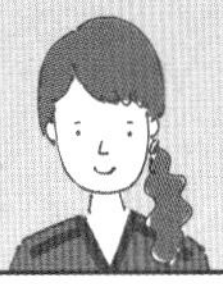

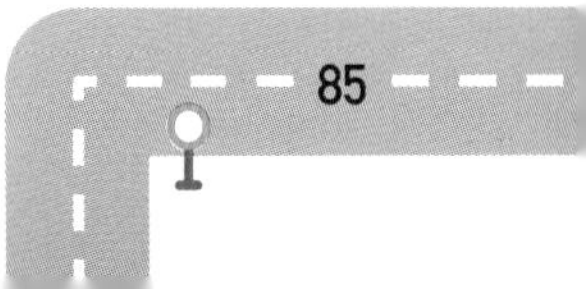

Q.33

運転に影響を及ぼす薬にはどのようなものがありますか？

A.

中枢神経に作用し、眠気を生じる薬剤は注意が必要です。ただし、このような副作用には個人差があり、また体調によっても左右されますので、これらの点も含めて副作用について十分に情報提供を行うことが大切です。

道交法第66条では、過労や病気、薬物の影響などによって正常な運転ができないおそれがある状態で車両などを運転してはならない、と定められています。つまり、自分の健康管理に責任をもったうえで、安全に自動車を運転することが求められています。

すべての薬剤には何らかの副作用があります。本章Q31（➡ p82）でも説明したように、医薬品添付文書のなかには、眠気を催すことがあるので、運転など危険を伴う機械の操作には「従事させないよう十分注意すること（運転等禁止）」または「特に注意させること（運転等注意）」と記載されたものがあります。しかし、レセプト情報を用いた研究では、25歳以上の外来患者の73%にこれらの記載のある薬剤が処方されていたと報告されています。この実態から「運転等禁止」や「運転等注意」とされる薬剤を含まずに処方することは困難と思われます。

眠気を生じる薬剤

中枢神経に作用するもの

抗精神病薬、抗うつ薬、抗不安薬、気分安定薬

そのほか

抗てんかん薬、睡眠薬、風邪薬、鎮咳薬、鎮咳去痰薬、抗アレルギー薬、酔い止め

睡眠薬は適切に使用すれば問題なく運転可能と考えますが、朝になっても睡眠薬の効果が持続し眠気が持続する、意識が低下しているといった状態ならば運転しないように指導すべきでしょう。

風邪や花粉症などの症状があるときに一時的に使用する薬剤も、症状の改善に目が向きがちのため、安全運転に注意が必要です。

抗アレルギー薬にもさまざまな種類があります。眠気が少ないとされる第二世代抗ヒスタミン薬の一部には中枢神経抑制作用があるものもあるため、自分の体質にあったものを選択することが大切です。

市販の酔い止めの薬にも眠気を生じる成分が含まれていますので、注意が必要です。

筋弛緩薬

片麻痺の筋緊張を緩和する目的で、筋弛緩薬を用いることがあります。筋弛緩薬は中枢性筋弛緩薬と末梢性筋弛緩薬に分けられますが、とくに中枢性のものは眠気などの副作用が生じやすいため、筋弛緩効果と副作用発現の状況を注意深く観察することが重要です。また、中枢性および末梢性ともに、脱力感を生じる可能性があります。過度の筋緊張低下が生じていないか観察します。ほかにも麻痺側の疼痛時に使用されることもある神経障害性疼痛緩和薬である**プレガバリン**は、めまいや眠気などの副作用があるため、内服後に様子を観察することが大切です。

点眼薬

点眼薬には診断や治療を目的に縮瞳あるいは散瞳を生じさせるものがあり、使用した場合は効果が消失するまで運転することは危険だと考えられます。ドライアイ改善薬や緑内障治療薬では霧視を生じることがあるため、注意が必要です。

抗がん剤

抗がん剤は、水に溶けにくい性質のものはアルコールを含んだ液体に溶かしています。その場合は投与後の運転は許可されません。

アドバイス

副作用には個人差があり、また体調によっても左右されますので、これらの点も含めて副作用について十分情報提供を行うことが大切です。

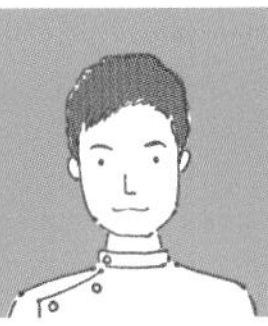

Q. 34

脳卒中の薬を飲まないことで運転に影響が出ることはありますか？

A.

運転中の体調変化による事故は少なくありません。疾患を良好にコントロールすることにより、体調変化が生じる危険性は低下するため、処方された薬はきちんと飲むべきです。抗てんかん薬の怠薬による大事故は記憶に新しいところです。

運転者の健康管理

脳卒中患者さんの多くは生活習慣病を合併しており、脳卒中再発予防のためには適切な疾病管理が必要です。医師法第23条では、医師は診察した患者さんに対して、療養方法などについて指導しなければならない、と定められています。医師は脳卒中再発予防のために、なぜこの薬剤を内服しなければならないかを説明する必要があります。また、看護師は服薬管理の重要性について患者さんに説明し、理解を得るために協力することが求められます。また、本章で繰り返し見てきた通り、道交法第66条では自動車を運転する人は、法律で自身の健康管理に責任をもつことが求められています（➡ p127）。つまり、**医療者と患者さん双方に運転者の健康管理についての責任がある**のです。

薬剤の自己判断での中止の危険性

降圧薬

高血圧は脳卒中の合併症の一つでもあり、降圧薬が処方されることも多いでしょう。降圧薬を内服することで血圧が良好にコントロールされ、脳卒中の再発が予防されます。しかし、降圧薬を自己判断で中止して高血圧が持続すれば、脳梗塞あるいは脳出血を生じる危険性は高まります。運転中に発症すると大事故になる可能性も否定できません。

糖尿病治療薬

同様のことは糖尿病についても言えます。法的に注意が払われているのは、無自覚性の低血糖症ですが、糖尿病治療薬を自己判断で中断して高血糖が持続し、動脈硬化が進行すれば、脳卒中が再発する危険性が高まります。また、高血糖に脱水が重なると、昏睡をきたすこともあります。また、糖尿病の合併症による網膜症が進行すると、視力低下や視野狭窄、最終的には失明の危険性もあります。

抗血小板薬、抗凝固薬

抗血小板薬や抗凝固薬は、脳卒中再発予防のためには重要な薬剤です。動脈硬化による血栓予防のための薬ですから、これらの薬を自己判断で中止すると血栓ができやすい状況になるため、当然、脳卒中の再発リスクは高まります。

抗てんかん薬

抗てんかん薬はけいれん発作を予防するための薬剤です。抗てんかん薬の自己判断による中止は、運転中の意識消失発作をもたらし、大事故につながります。関連した事例として、2011 年に栃木県鹿沼市において発生したクレーン車の暴走による事故で、集団登校中の児童 6 人が亡くなるというものがありました。その後も同様の事故が続き、2013 年の道交法改正につながりました。抗てんかん薬を内服している患者さんであっても、目が覚めている間に、意識障害や運動障害を生じる発作が 2 年以上なければ運転は認められます。発作が生じなくても抗てんかん薬を継続して内服するようにしっかりと説明する必要があります。

アドバイス!

服薬指導は大切です。自分がどのような薬を内服しているのか、なぜ内服しなければならないのかを患者さん自身に理解してもらいましょう。必要に応じて家族の協力も得ながら、しっかりと内服加療を継続することが重要です。

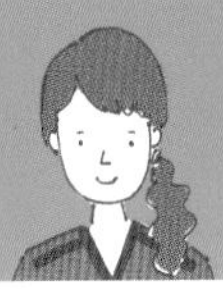

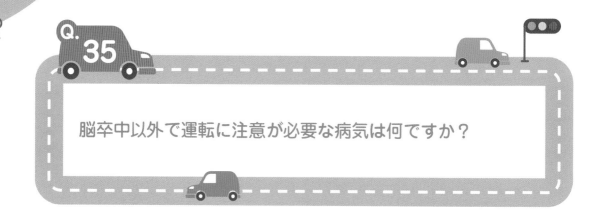

Q.35

脳卒中以外で運転に注意が必要な病気は何ですか？

A. 法的には、統合失調症、てんかん、再発性の失神、無自覚性の低血糖症、躁うつ病、重度の睡眠障害、安全運転に必要な認知機能、操作にかかわる能力に欠ける場合、認知症などが挙げられています。認知症以外は、病名で運転が禁止されるのではなく、個別に運転が可能か判断されます。

認知症以外は病状によって個別に判断

第２章Q12（→p36）でも説明しましたが、2001年（平成13年）の道交法改正により、一定の病気などにかかっている場合や、身体に障害が生じている場合であっても、安全な運転に支障がないケースや、支障がない程度まで回復するケースもあることから、病名による判断を廃止し、自動車などの安全な運転に支障があるかどうかについて、実際の症状によって個別に検討し、免許取得の可否を判断することとなりました。

運転可否の判断が必要とされる病気

道交法90条、103条（→p127、129）では、運転免許の拒否、取消、保留および停止の事由として、幻覚の症状をともなう精神病、発作により意識障害や運動障害をもたらす病気、そのほか自動車などの安全な運転に支障を及ぼすおそれがある病気、（介護保険法第５条の２に規定する）認知症、アルコール、麻薬、大麻、あへん又は覚せい剤の中毒者と定められています。

さらに施行令33条や38条で、より具体的に説明されています（→p127、129）。たとえば統合失調症であっても、安全運転に必要な認知機能、操作にかかわる能力を欠くおそれがない場合は除く、とされているのです。つまり、病状や薬などでコントロール可能かなど、個別に判断されます。てんかんや再発性の失神なども同様です。より具体的には運用基準（→p130）で定められています。第２章Q05（→p18）でも説明しましたが、脳卒中は、安全運転に必要な認知機能、操作にかかわる能力に欠ける場合に含まれます。このような症状の病気としては、ほかに精神障害や不整脈などの心疾患など、さまざまな病気が含まれると考えられています。

心疾患と運転

心疾患による失神患者さんの自動車運転制限については、日本循環器学会が失神の診断・治療ガイドラインを発表しており、自家用運転手と職業運転手に分けて指針が定められています。とくにペースメーカー植込み、カテーテルアブレーション、植込み型除細動器などについては、運転禁止期間が提示されており、**植込み型除細動器の場合は職業運転については許可されません**。

脳の病気と運転

脳挫傷や脳炎、脳腫瘍などの脳疾患では、脳卒中と同様に身体機能の障害や高次脳機能障害などが生じるため注意が必要です。ほかにも、パーキンソン病、筋萎縮性側索硬化症などの神経筋疾患は進行性疾患であり、どの時点で運転を中止すべきか明確な判断基準はありません。

整形外科疾患と運転

整形外科疾患においても、重度の変形性頚髄症による上肢の障害や下肢、とくに右下肢に強い痛みや痺れがある場合、筋力低下を生じるほどの脊柱管狭窄症や坐骨神経痛などでは、安全運転に支障が生じる可能性があります。また、右下肢の骨折手術後や関節の手術後など、右下肢でペダル操作が困難な場合は運転を控えるべきでしょう。

Q. 36

運転中に発症する疾患にはどのようなものが多いですか？

A.

職業運転者における運転中の体調変化の原因を調査した研究では、脳血管疾患がもっとも多く、心疾患が続きます。失神や消化器疾患、めまいなども挙げられています。救急医療施設からの報告では、不整脈、てんかん、脳血管疾患などが原因疾患として挙げられています。

自動車運転中の体調変化と交通事故

筆者は、脳卒中発症時の状況が自動車運転中であったという患者さんを何人も経験しています。これらの患者さんは不幸中の幸いで交通事故により命を失うことはありませんでしたが、当然、運転中に脳卒中を発症し、死亡した方もいると考えられます。交通事故死の原因の約1割が運転中の体調変化によるものといわれています。

フィンランドの報告例

フィンランドの報告では、2003～2004年に発生した交通事故死亡例を対象に検討した結果、死亡事故の10.3%が運転者の体調変化に関係していたとのことです[8)]。またカナダで2002～2006年に行われた交通事故死剖検例を対象とした報告では、全例の9%で運転者の冠動脈疾患が事故に関係していたとあります[9)]。この報告からは、交通事故死の約1割が体調変化によるものと考えることができます。

日本での報告例

一杉らが行った運転中の突然死例を対象とした研究では、虚血性心疾患が70%以上を占め、脳血管疾患が約10%、大動脈疾患も約10%であったと報告しています[10)]。

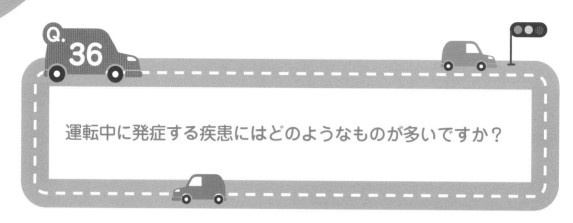

職業運転者に関する報告例

Hitosugi らが行った報告では、2004～2006 年の 3 年間に、疾病によって運転が継続できなくなった事業用タクシー・ハイヤー運転手、トラック運転手およびバス運転手を対象とした調査では、体調変化の原因疾患として脳血管疾患が 28.4%ともっとも多く、次いで心疾患の 23.2%、失神 8.5%、消化器疾患 8.1%、めまい 6%、精神神経疾患 4%、その他となっています[11)]。さらにその調査の 36%において運転手はその疾患によって亡くなっており、死亡例を対象とした原因疾患別分類では、心疾患が 50%と最も多く、脳血管疾患は 32.9%、大動脈疾患 7.9%であったと報告されています。

そのほかの報告例

1998～2001 年に神奈川県内で救急搬送された患者さんのうち、交通事故例を検討した報告によると、心室細動、てんかん、くも膜下出血、低血糖、肝不全、胸部大動脈瘤破裂など、原因疾患は多岐にわたっていました[12)]。

糖尿病の外来患者さんを対象とした報告[13)]では、自動車運転中に低血糖の経験があった割合は、1 型糖尿病患者さんで 35.6%、2 型糖尿病患者さんのうちインスリンを使用している方は 13.8%、インスリンを使用していない方は 2.7%でした。運転中の低血糖発作には十分注意し、ブドウ糖を車中に常備しておくなどの対策が望ましいです。

このように、運転中にはさまざまな疾病が生じ、交通事故や死亡事故の原因となっています。脳卒中患者さんが運転を再開し、安全運転を行うためには疾病の適切な管理は欠かせません。上記の報告からは、とくに**脳血管疾患や心疾患が原因で交通事故や死亡事故につながる例が少なくない**ことがわかります。脳卒中患者さんはすでに一度脳卒中を生じているため、再発リスクは低くありません。そのため、**定期的な医療機関の受診、内服薬をしっかりと飲むことはもちろん、禁煙や日頃の食生活まで注意を払う**ことが求められます。

第4章　引用・参考文献

1）Redelmeier, DA. et al. Motor vehicle crashes in diabetic patients with tight glycemic control: a population-based case control analysis. PLoS Med. 6（12）, 2009, e1000192.

2）松村美穂子ほか．"糖尿病患者における自動車運転中の低血糖発作の実態：低血糖発作による交通事故低減への啓発"．糖尿病．57（5），2014，329-36.

3）Rubin, GS. et al. A prospective, population-based study of the role of visual impairment in motor vehicle crashes among older drivers: the SEE study. Invest Ophthalmol Vis Sci. 48（4）, 2007, 1483-91.

4）Johnson, CA. et al. Incidence of visual field loss in 20,000 eyes and its relationship to driving performance. Arch Ophthalmol. 101（3）, 1983, 371-5.

5）警察庁．平成30年度警察庁事業「高齢運転者交通事故防止対策に関する提言」の具体化に向けた調査研究に係る視野と安全運転の関係に関する調査研究．https://www.npa.go.jp/koutsuu/kikaku/koureiunten/menkyoseido-bunkakai/vision/vision_report.pdf（2020年3月29日閲覧）

6）一杉正仁．"薬剤"．臨床医のための疾病と自動車運転．一杉正仁ほか編．東京，三輪書店，2018，147-54.

7）飯原なおみほか．わが国のナショナルレセプトデータベースが示した運転等禁止・注意医薬品の使用実態．医療薬学．40（2），2014，67-77.

8）Tervo, TM. et al.Observational failures/distraction and disease attack/incapacity as cause（s）of fatal road crashes in Finland. Traffic Inj Prev. 9（3）, 2008, 211-6.

9）Oliva, A. et al. Autopsy investigation and Bayesian approach to coronary artery disease in victims of motor-vehicle accidents. Atherosclerosis. 218（1）, 2008, 28-32.

10）一杉正仁ほか．運転中の突然死剖検例の検討．日本交通科学協議会誌．7（1），2007，3-7.

11）Hitosugi, M. et al. Sudden illness while driving a vehicle--a retrospective analysis of commercial drivers in Japan. Scand J Work Environ Health. 38(1), 2012, 84-7.

12）田熊清継ほか．内因性疾患による交通外傷の検討．日本救急医学会雑誌．17（5），2006，177-82.

13）松村美穂子ほか．糖尿病患者の自動車運転．PROGRESS IN MEDICINE．32（8），2012，1605-11.

14）石川英洋ほか．"血管性認知症"．日本医師会雑誌．147（特別号2），2018，S92-6.

15）松村美穂子．"糖尿病"．前掲書6．103-9.

16）川合謙介．"てんかん"．前掲書6．49-57.

17）坂田裕之．"病気に係る運転免許制度について"．前掲書6．20-9.

18）諏訪哲．"心疾患"．前掲書6．2018，93-102.

第5章

こんな場合は どうする？

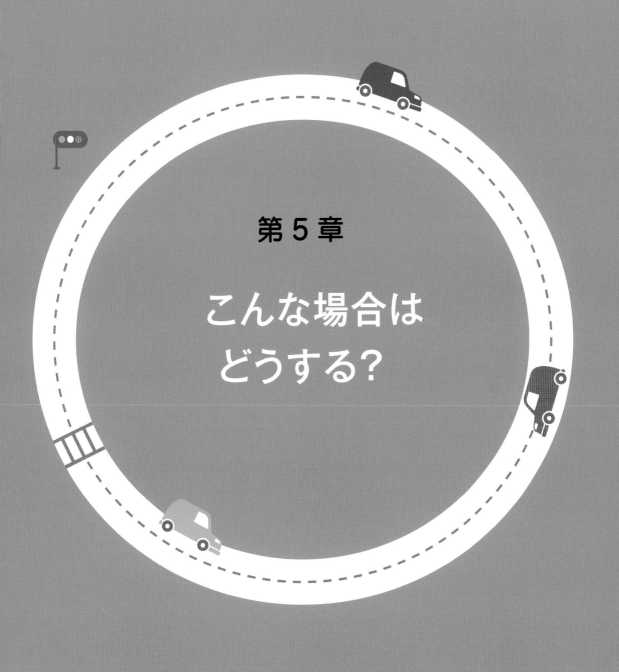

Q.37

タクシードライバーやトラックの運転手に戻ることはできますか？

A.

脳卒中後にタクシードライバーやトラックの運転手に復帰する人はいます。しかし、職業ドライバーには、一定程度の身体機能や高次脳機能が求められます。また、会社側との話し合いも必要です。会社側にしっかりと病状説明をして、段階的に復職できるように支援します。

回リハ病院では、タクシードライバーやトラックの運転手など職業ドライバーの復職支援を行うことは少なくありません。しかし、**職業ドライバーは自家用車のみを運転する人と比べ、求められる能力は高くなります**。

視機能や身体機能

法的に運転が許可される視機能の基準については第３章Q16の表を参照してください（➡p51）。身体機能としても、職業ドライバーは単に車が運転できればよいというわけにはいきません。また、会社で勤務している職業ドライバーが、自分の身体機能に合わせて車を改造することは難しいと思われます。会社側に理解があれば、改造も許されるでしょうが、タクシードライバーであれば、客とのお金のやり取りをするために頚部や体幹の回旋能力、手指の巧緻性などが求められるでしょう。また、トラック運転手の場合も、単に運転できればよいというわけではなく、荷物の運搬などが要求されると思われます。

高次脳機能障害

高次脳機能障害については、ほぼ健常者と同等の能力が必要と考えます。しかし筆者は、脳卒中患者さんが復職してさまざまな業務をこなすなかで、高次脳機能障害が改善した例を数多く経験しています。当初は内勤業務から開始し、段階的に作業内容の難易度を高めることで、最終的にはタクシードライバーに復職した方もおり、職場との話し合いは不可欠です。

疾患の管理

適切に服薬できていて、血圧なども良好にコントロールされているなど、疾患の管理がしっかりとできていることは当然です。産業医との面談を経て復職時期が決定される場合もあります。

職場との話し合いが重要

脳卒中患者さんの復職については、患者さん自身の身体機能、高次脳機能などの個人因子だけでなく、職場環境や職場の理解、会社の運営状況などさまざまな要因が複雑に絡み合っています。そのため、同程度の障害であっても職業ドライバーに復職できる場合と、できない場合があります。会社側としては、業務中に脳卒中が再発することをおそれ、復職をためらうことも少なくありません。逆にスムーズに段階的な復職となる場合もあり、どのような条件であれば職業ドライバーとして復職できるかは一概には言えません。しかし、**実際に職業ドライバーに復職できている脳卒中患者さんは存在しています**ので、まずは会社との話し合いをすることから始めるように促しましょう。

Q. 38

安全に運転できるとは思えない患者さんが運転しています。どうすればよいですか？

A.

まずは患者さん本人に運転を止めるように説得することから始めましょう。また、家族にもその患者さんが運転することは危険であることを認識してもらい、一緒に説得します。どんなに説得しても運転を止めない場合は、医師が公安委員会に届け出ることができます。

自分では気づきにくい高次脳機能障害

脳卒中患者さんのなかには、自分の病状について理解できない人がいます。安全運転が難しいことを何度説明しても理解が得られないこともあります。そのような患者さんの多くは、身体機能の障害は軽度、あるいはほとんど認められず、注意障害を中心とした高次脳機能障害が認められる場合だと思います。

運転では、「認知」「予測」「判断」「操作」を繰り返し行っているとされています。「認知」には、空間認知や言語機能などが関与し、「予測」「判断」には、注意機能や処理速度、全般的な知的機能などが関与しています。道路標識理解には言語能力が求められます。そのほかにも自宅に帰る道順や、事故の際の説明には記銘力が重要で、目的地までの運転計画には遂行機能が関与します。

このように、**安全に自動車を運転するためにはさまざまな高次脳機能が必要**とされます。しかし、高次脳機能障害の患者さんは、自分の障害を認識することが困難です。手足の障害であれば、自分の目で確認し、歩行困難や手が動かないことが簡単に認識できますが、高次脳機能障害は目に見えない障害のため、脳卒中前と比べて、自分の認知機能が低下しているという認識をもってもらうことにはとても苦労します。

患者さん自身に気づいてもらう工夫

実際にドライビングシミュレーターで運転練習をしてもらうのも、患者さんの運転に関する認識を深める一助になると思います。筆者の経験では、注意障害があると合流場面や後方から来る自動車に気づけずに追突事故を生じることが多い印象です。何度もドライビングシミュレーターで運転練習を行い、適切なフィードバックを行うことで、今は運転が難しいと認識してもらえる場合もあります。

ドライビングシミュレーターでの運転練習に家族を同席させて、患者さんの運転能力を知ってもらい、家族からも運転が危険であると患者さんを説得してもらう方法もあります。教習所で運転能力を評価してもらうのも一つの方法かもしれません。

また、患者さんが**なぜ自動車の運転に固執するかについても、よく話を聞くことが大切**です。場合によっては、患者さん自身が運転しなくてもほかの人が運転することで解決できることがあります。ほかにも単に運転免許を取り消されることを嫌がっている場合もあり、運転経歴証明書の取得（第２章 Q15、➡ p44）を勧めるなど、状況に合わせて対応しましょう。

医師による公安委員会への届け出

いくら説得しても運転継続を強く希望されることもあります。医師は、一定の病気などに該当する患者さんが安全に運転ができないと判断した場合、診察の結果を公安委員会に届け出ることができます。**この届出行為は、刑法第 134 条の秘密漏示罪の規定には該当せず、守秘義務違反に抵触しないとされています**。上述のように、運転しないように繰り返し説得しても聞き入れてもらえず、危険な運転を継続するようであれば、最終的には公安委員会に届け出て公安委員会の責任のもとで対処することとなります。本来ならばこのような届け出を行うことなく、運転を止めてもらうことが望ましいでしょう。なお、できることならば、**届け出を行う前には患者さん本人や家族の同意を得ておくことがトラブル防止になる**と思います。

Q.39

脳卒中患者さんが交通事故を起こした場合はどうなるのですか？

A.

第２章で説明したように、免許センターで適性相談を受けるなど必要な手続きを行い、公安委員会の許可を得て運転を再開した場合は、健常者と同等の扱いになります。

脳卒中患者さんと交通事故

健常者であっても交通事故を起こすことはあります。その場合、警察への届け出や保険会社への連絡などさまざまなことを行わなければなりません。もし、交通事故が自損事故ではなく、相手のある事故の場合は、相手との話し合いも必要になるでしょう。脳卒中患者さんが交通事故を起こした場合も同じことが求められます。ただ、ここで問題となるのは脳卒中を患ったことで、たとえば注意障害や半側空間無視のため適切な認知ができなかったのではないか、あるいは適切な予測・判断ができなかったのはないか、また、片麻痺があれば運転操作が不適切だったのではないかなどさまざまなことが疑われる可能性があることです。また、数種類の薬剤を内服していると、薬剤が交通事故に影響したのではないかなども疑われます。

公安委員会での手続きの必要性

第２章 Q05（➡ p18）でも説明しましたが、脳卒中患者さんは、法律上、「一定の病気などにかかっている又は身体に障害が生じている者」に含まれるので、免許の取り消しや停止の対象になる可能性があります。このため運転再開の前には免許センターで適性相談を受け、臨時適性検査や医師の診断書の提出などの手続きを踏んだうえで、公安委員会の許可を得てから運転を再開すべきです。

運転免許の責任は、最終的には公安委員会にあります。公安委員会が運転を許可していれば、交通事故を生じた場合でも、健常者と同等に扱われます。**このような手続きを経ずに、自動車を運転して交通事故を生じた場合、自賠責保険や任意保険がおりない可能性があります**。

免許更新時の「質問票」にもきちんと回答を

運転再開の時期がたまたま免許更新期間にあたるということもあると思います。その際は、免許更新時に渡される、「一定の病気等の症状に関する質問票」にも正しく記載します。この「質問票」については、第２章 Q14 で詳しく説明しましたので、そちらを参照してください（➡p40）。もし、**「質問票」に虚偽の回答をすると罰則に処せられる**こととなります。罰則内容は、１年以下の懲役または 30 万円以下の罰金となっています。「質問票」に虚偽の報告をして運転免許を更新後に交通事故を生じ、調査の結果、「質問票」に虚偽の報告をしていたことがわかったという報道を見かけることがありますが、決して虚偽の申告はしてはいけません。

自動車改造や服薬を含む体調管理なども適切に

いくつか注意すべき点もあります。臨時適性検査などを受検し、条件付き免許保有者となった場合は、その条件にあった改造がなされた自動車でなければ運転してはいけません。**改造していない自動車を運転して交通事故を起こした場合、免許証に記載されている条件と異なると、健常者と同等の扱いでは対応されない可能性があります**。また、同様に自賠責保険や任意保険がおりない可能性もあります。

ほかにも薬の内容変更や増量などの後にも注意が必要です。薬の種類によっては眠気や意識低下を生じる可能性があります。体調も日によって変わりますので、体調の悪いときは運転を控えるなどの配慮は行うべきです。

Q.40

本人は運転したい、でも家族はやめてほしい場合はどうすればよいですか？

A. まずは、患者さんが安全に運転することが可能なのかどうかを判断します。難しい場合は、危険性を認識してもらうためにドライビングシミュレーターや教習所での運転評価を取り入れるのも一つの方法です。また、なぜ運転にこだわるのか、その理由を探り、対応方法を考えましょう。

脳卒中患者さんの運転再開支援をしていると、患者さんは運転を再開したい、しかし家族はこれを機に運転を諦めてもらいたいという場面にしばしば遭遇します。どちらの気持ちも理解できるため、医師としては苦慮します。筆者は、外来患者さんであれば「まずご本人、ご家族でよく話し合って、改めて外来受診してください」と再診を予約します。再診日までの限られた時間のなかで話し合ってもらうと、比較的方向性が決まりやすいです。

もちろん、方向性が決まらない場合もあり、話し合いが平行線の場合は運転再開に関係する各種評価を開始します。その評価において安全に運転再開可能と判断できる場合はその旨を伝え、診断書に記載します。入院患者さんの場合も同じように各種評価の結果を伝えます。

ドライビングシミュレーターや教習所での実車評価

問題となるのは、入院・外来にかかわらず、運転再開が難しいと判断される患者さんが運転再開に固執する場合です。患者さん自身に自動車運転の危険性を理解してもらうために、医師、リハスタッフなどから医学的に危険である理由を説明し、できるだけ理解を促します。当院ではドライビングシミュレーターを活用して、事故場面をフィードバックし、注意が不足している点などを繰り返し説明します。しかし、「ドライビングシミュレーターはおもちゃだから、実際の自動車とは違う」と言う患者さんもいます。そのような場合は教習所で実車評価を行うというのも一つの方法だと考えます。

事故の例や必要な手続きなどを説明するのも有効

近年の疾病にともなう交通事故の報道や、高齢者の免許返納が増えていることなども話しましょう。さらに、運転再開の流れについても説明します。具体的には適性相談に行く必要性があること、その際には医師の診断書が求められることがあり、現状では診断書に「運転可能」とは記載できないことなどを説明します。また、適切な手続きを行わずに自動車を運転して交通事故を起こしたときは、損害保険が支払われない可能性があることも説明します。ここまで話すと、ある程度理解を示していただくことが多いです。

運転したい理由にも目配りを

大切なことはなぜ運転にこだわるのか、その理由を探ることだと考えています。本人が運転する代わりになる代替手段がないのか、今すぐ運転しなければならない理由は何か、数カ月経過をみてから運転再開を再度検討してもよいのかなど、さまざまな角度から患者さんの思いを知り、対応方法を考えます。今すぐ運転しなくても数カ月待てるようであれば、運転をしない生活を送っていただきます。冷静に自分自身のことを見つめなおし、本当に生活に必要だったのかを考えたり、ほかの人の協力が得られることがわかると、運転への固執がなくなることも少なくありません。

第５章　引用・参考文献

1）大場秀樹ほか．脳卒中罹患後のタクシー運転再開と望ましいリハビリテーションについての検討．日本交通科学学会誌．16（2），2017，46-54．

2）一杉正仁．“運転再開に際して求められる法的知識”．脳卒中・脳外傷者のための自動車運転．第２版．林泰史ほか監修．東京，三輪書店，2016，48-54．

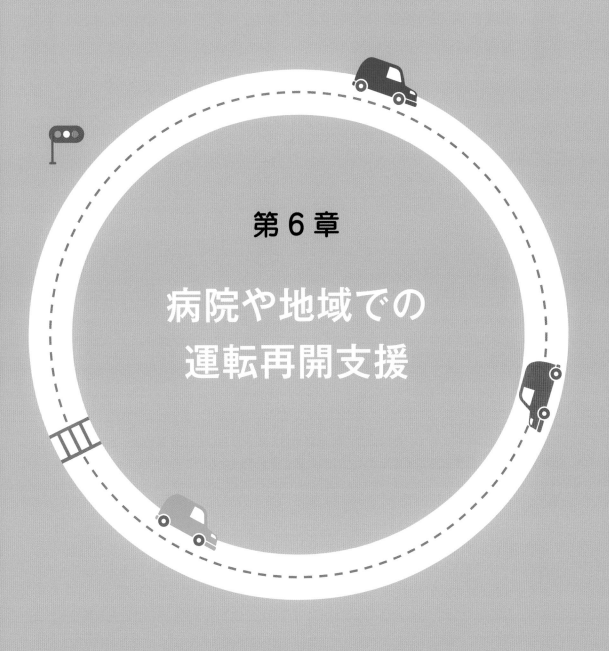

第6章

病院や地域での運転再開支援

Q.41 家族にはどう説明したらよいですか？ 家族向けの教室はどのように行われていますか？

A. 家族にも患者さんと同様に運転再開までの流れを説明します。そして、運転再開に必要な能力について説明し、患者さんとともに考えてもらいます。

当院の家族教室は入院患者さんの家族を対象にしていますが、患者さんや家族同席のもと、だれでも参加できるようにしています。運転再開の流れから質疑応答まで行っていますが、個別相談には応じておりません。

家族への説明

基本的には、患者さんへの説明と家族への説明は同じです。免許センターに行き、適性相談を受けること、必要に応じて医師の診断書が求められることなどを説明します。医師が診断書を作成するためには、身体機能、高次脳機能、視機能などを評価する必要があります。当院の場合は、そのほかにドライビングシミュレーターによる運転技能の評価後、診断書を作成するという流れについて説明します。ただ、**家族のなかには患者さん本人を前にしては言えない思いを抱えている場合もあり、必要に応じて患者さんとは別に話す機会を設ける**こともあります。

家族教室

筆者の勤務している病院の家族教室は、2カ月に1回の頻度で開催されています。入院中の脳損傷者のうち、運転再開を希望される方が対象ですが、患者さんの家族のみ、あるいは患者さんとその家族の両者で出席できるようにしています。

内容としては、当院で運転再開可能と考える身体機能、高次脳機能の目安や、運転再開への流れ、運転再開時の注意点とリスクなどについて説明しています。また、「障害を有する方の自動車運転ガイドブック」（図1）を使用し、具体的な自動車改造例や税制度、貸付助成割引などについても説明しています。

ただし、患者さんの個別の運転能力の評価や運転可否の判断は行っていません。各回の参加者は平均すると3組程度です。同様の疾患を患い、また、同じように運転再開について悩んでいる

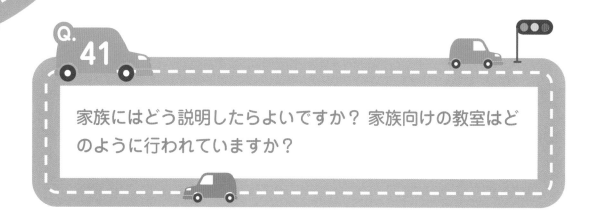

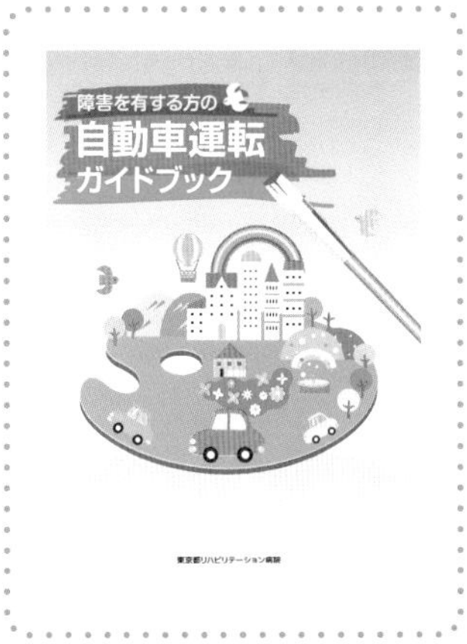

図１　障害を有する方の自動車運転ガイドブック

ため、**患者さんと家族が運転再開に関する意向や不安を話し合う機会**にもなっています。そのなかで、患者さんは運転再開への不安を感じていないものの、家族は非常に不安に感じているというように、患者さんと家族の間で認識に相違があることが明らかになることもあり、話し合いを行うきっかけにもなっています。

家族教室の役割

家族教室は、運転再開に必要な情報を提供することがおもな目的なので、ドライビングシミュレーターがなくても、また、教習所との連携体制が整っていなくても行うことができます。すべての主治医が脳卒中患者さんの運転再開に関する知識や経験が豊富なわけではありませんので、十分な情報を伝えることができない可能性もありますが、逆に、ある程度の知識や経験をもった医師や看護師、またはリハスタッフがいれば、家族教室は開催可能であり、最低限必要な情報を広く伝えることができます。

とくに適性相談に関しては、患者さん本人に説明しただけでは適性相談に行かずに運転を再開してしまう可能性もあるため、家族にも十分説明し、協力を得るという意義は大きいと思います。もちろん、家族教室のみで運転再開に関するすべての事項を解決することはできませんが、**家族に向けた運転再開支援もリハの一環**と言えるでしょう。

メモ！

患者さんだけでなく、家族にも運転再開までの流れや、再開後の注意点などを理解してもらうのは重要です。

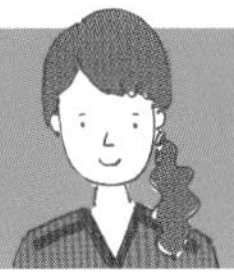

Q. 42

運転再開の評価ができるのはどんな病院ですか？

A.

リハ領域では、脳卒中後の運転再開支援はトピックスのひとつで、簡易型のドライビングシミュレーターを導入したり、教習所と連携している病院は増えています。とくに作業療法士が熱心に取り組んでおり、回リハ病棟のある病院で運転再開支援を行っていることが多いです。

近年、リハ領域において脳卒中患者さんに対する運転再開支援は増加しています。ドライビングシミュレーターを導入する病院や、教習所と連携して運転技能を評価する病院など、その対応はさまざまです。このような取り組みは作業療法士がとくに熱心に行っています。急性期病院や生活期においても運転再開支援を行っているところはありますが、回リハ病棟をもつ病院で行われていることが多いです。ただ、全国的に見れば、運転再開の評価や支援を行っている病院は、まだまだ少ないのも現実です。また、その取り組み方法や基準となる指標、実際の運転評価の方法などにはさまざまな違いがあり、一定の基準は定まっていません。

回復期病院の選択ポイント

運転再開支援を行っている病院であっても、**自分の病院の入院患者さんのみ対応している場合と、外来を設けてほかの病院の患者さんにも対応している場合があるため、事前に調べておく必要があります**。急性期病院から回復期病院に転院させる際には、患者さんの生活背景から、今後、復職したり生活していくうえで運転が必須なのか、などの情報収集を行い、運転再開支援を行っている回リハ病院を転院先として検討することも必要です。

また、回リハ病院退院時に運転再開の可否を判断することが難しく、退院後の生活のなかで運転再開の可否を判断することもあります。そのため、その病院が、**外来でもリハビリテーション医療を提供しているかも考慮**しましょう。とくに就労年齢の患者さんの場合は、その視点が重要です。

教習所と連携している場合

教習所と連携をとっている病院も増えてきました。そのような病院では、病歴や画像診断、内服薬などの医療情報から運転再開の可能性を検討し、医学的問題がなければ身体機能や高次脳機能については病院内で評価を行います。これらの検査で問題がなければ、連携をとっている教習所に確認してもらいたい点などの情報提供を行い、実際の運転操作の確認をしてもらいます。教習所の評価結果や病院で行った評価などをもとに、最終的に医師が運転再開の可否を判断して診断書を記載します。こうした病院と教習所との連携は地域によって差があります。たとえば新潟県などでは非常に活発です。

作業療法士に相談することも有効

運転評価を受け付けてくれる病院を探すことが難しい場合もあります。地域ごとに事情は異なるため一概には言えませんが、インターネットなどで情報を収集しても求める情報が得られない場合は、作業療法士に事情を説明し、各県の作業療法士会に相談してもらうと、支援を行っている病院の情報が得られると思います。

メモ!

脳卒中患者さんへの運転再開支援は、評価方法や体制などがまだ確立していないのが現状です。地域の実情なども踏まえて体制を整えていってください。

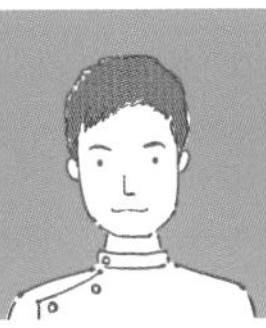

Q. 43

ドライビングシミュレーターではどんなことがわかりますか？

A.

運転に必要な認知、予測、判断、操作について評価することができます。難易度を設定したり、シミュレーションの様子を録画して振り返ることもできます。

運転技能を評価する難しさ

これまで各章で詳しくみてきましたが、運転再開を検討する際には、まずは医学的な全身状態の安定、てんかんの有無、薬剤の副作用の有無などからその可否を検討します。そして、身体機能および高次脳機能を評価します。高次脳機能評価は、全般的認知機能、注意機能、記銘力機能などを多角的に評価し、各病院の基準に照らし合わせて安全運転の可能性を判断します。

しかし、やはり**実際の運転の状況を見なければ最終判断は難しい**と筆者は感じます。実際に診断書を記載する医師の立場としては、運転再開可能と判断した脳卒中患者さんが大事故を引き起こすことは避けたいものです。運転では、認知、予測、判断、操作を繰り返し行っているとされています。しかも、突然の運転状況の変化にとっさに判断しなければならず、瞬時の判断と臨機応変さが要求されます。そのため、通常の病院で行われる机上の検査だけでは見えてこない注意力、判断力などが必要なことがわかります。実車で評価を行うことが望ましいですが、高次脳機能障害をもつ人の車に同乗して運転技能を確認することには危険がともないます。

ドライビングシミュレーターでできること

ドライビングシミュレーターでは、認知、予測、判断、操作のすべてを評価することができます。高次脳機能評価としては、視覚および聴覚的注意力、音声ナビゲーションに従うための聴覚的指示理解能力などが評価できます。筆者はシミュレーターのソフト次第でもっとさまざまな能力を評価できると考えており、今後、新たなソフトの開発に期待しています。

反復練習とその成果を評価できる

同じ道路、同じ環境（右折や左折場所が同じ、突然車が出てくる、狭い道で対向車が来る、救急車が現れて道をゆずるなど）で繰り返し練習できるので、運転能力の変化を評価できます。

シミュレーターの種類にもよりますが、いくつかの難易度が設定されており、各難易度に数コース設けられているので、コースを覚えてしまって評価にならないということが避けられます。たとえば市街地のほかにも高速道路、昼だけでなく夜間や雨天などさまざまな場面や状況が設定できるものもあります。

ほかにも注意課題として、右または左から人や自転車などが出現したときにブレーキを踏むか踏まないかを、運転手が状況に応じて対応を変えるというようなゲーム感覚で高次脳機能の改善をはかるものもあります。

リハにも活用可能

シミュレーターの使用方法も、単に安全運転が可能かどうかの判定の一つとして利用されるだけでなく、運転能力を向上させるリハビリテーション医療のツールの一つとして利用されるべきと考えます。振り返りができる（運転状況を録画できる）機能のついたシミュレーターであれば、自身の運転した状況を画面で確認することで、患者さんの運転に関する自己認識が高まるだけでなく、リハスタッフが問題点をフィードバックすることで、運転技能を向上させることもできます。

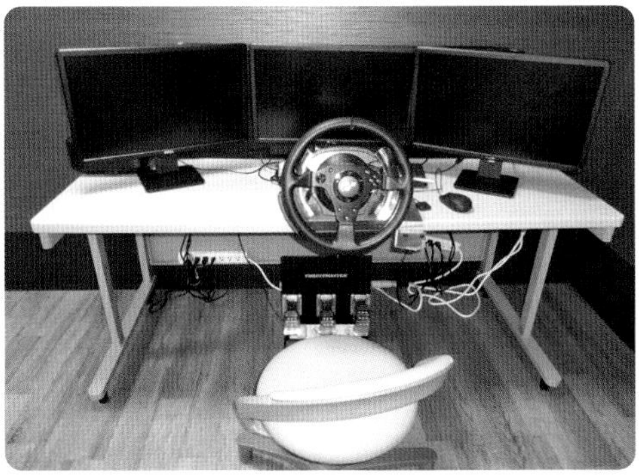

図２ Honda セーフティナビ

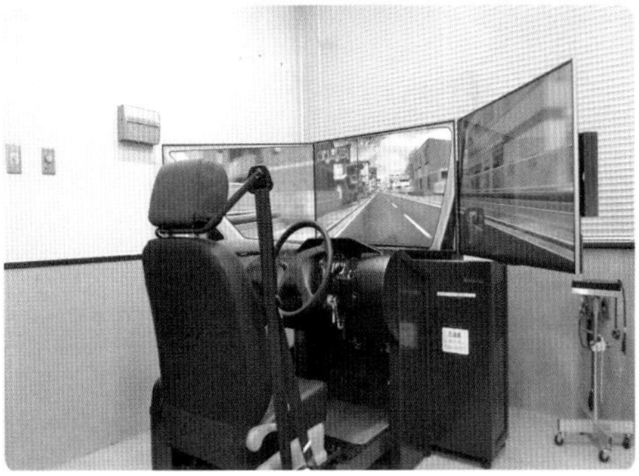

図３ 三菱プレシジョン株式会社製の自動車運転シミュレータ

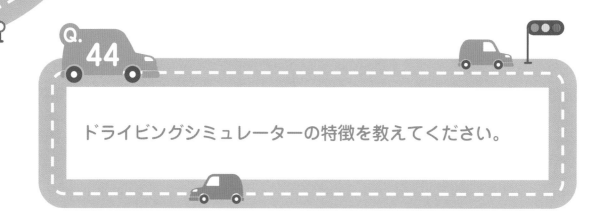

Q.44

ドライビングシミュレーターの特徴を教えてください。

A. 価格、大きさ、ソフトなど機種によってさまざまな違いがありますが、病院内にドライビングシミュレーターがあればいつでも運転の訓練や評価ができます。通常の医療費以外に患者さんの経済的負担は発生しません。ただし、シミュレーター酔いによる気分不快を生じる患者さんには使用できません。

各施設の状況に応じて導入を検討

実際の運転能力を評価する方法としては、ドライビングシミュレーターや教習所での実車評価が行われています。どちらにもメリットとデメリットがありますので、各病院のおかれた状況に応じて検討します。シミュレーターは、いくつかのタイプに分けられます（本章 Q43、➡ p111 図 2、3）。大きさも価格もさまざまです。価格は 100 万円台のものから 1,000 万円台のものまで幅があります。また、運転ソフトにも違いがあり、たとえば二種免許も想定しているソフトが搭載されているものもあります。購入する場合は、設置場所、価格、ソフトの内容などを考慮する必要があります。

ドライビングシミュレーターの特徴

難易度を変えて訓練ができる

機種によって内容は違いますが、運転走行の難易度が数段階あり、慣れるまでは平易な道路状況で練習して**段階的に難易度を変更**できます。また、たとえば初級、中級、上級など、各難易度に数コースが用意されているので、患者さんが完全に覚えてしまうということが避けられます。筆者は難易度のもっとも高いコースのうち 1 コースは練習には使用せず、最終的に運転再開可否判断のときのみに使用しています。このように、目的に応じて使い分けることもできます。

運転評価を行う際、同じ場面を繰り返し練習できるというメリットがあります。運転再開支援は、運転再開の可否をただ判断するというレベルにとどまるのではなく、現状では安全運転に問題がある患者さんをどのようにしたら安全運転に導けるかという視点も大切です。**ドライビング**

シミュレーターで運転の訓練をして適切なフィードバックを行うことで、患者さんの安全運転への認識を高めることもできます。

患者さん自身が運転スキルを客観的に考えられる

患者さんが走行したルートを動画で再現できる機種もあります。運転中には気づけなかった自分の運転の問題点を、リハスタッフとともに振り返ることで、運転能力の向上につながります。逆に何度練習しても注意力向上が見られず事故を繰り返す患者さんもいますので、その場合も、今の状況で運転を再開することは難しいという自己認識をもってもらうことができます。

交通事故をシミュレーションで体験

危険な運転場面や交通事故を生じても、実車でないため被害がないこともメリットのひとつです。教習所の実車訓練であれば、危険場面や交通事故を生じる前に教官がブレーキを踏むなどで対応すると思います。しかし、シミュレーターには運転手以外がブレーキを踏む機能はありませんので、患者さんが運転しているとシミュレーション上の交通事故が生じることがあります。この交通事故を生じたという事実が、患者さんの自己認識を促すことにつながります。「安全に」交通事故を体験できることは大きなメリットと言えるでしょう。

評価の信頼性があがる

病院で実施するため、高次脳機能障害を理解しているリハスタッフが患者さんの病状を知ったうえで評価できます。運転評価の信頼性が向上することが期待されます。

患者さんの経済的負担は生じない

病院側としてはシミュレーターの購入費用がかかりますが、運転評価という診療報酬はありませんので経済的メリットはありません。リハビリテーション医療の一環として行うため、患者さんには通常の医療費以外の追加負担はありません。

デメリット

デメリットとしては、シミュレーター酔いとよばれる乗り物酔いを生じる可能性があります。また、訓練や評価を行う医師やリハスタッフは、医療の専門家であり、運転の専門家ではないことが挙げられます。

Q. 45

ドライビングシミュレーターと教習所での実車評価では、どちらがよいですか？

A.

病院でのドライビングシミュレーターによる評価、教習所での実車評価それぞれに一長一短があるため、両方を行うことがいちばんよいと思われますが、患者さんの時間的、経済的負担の増加もあるため、状況に応じて適切な方法を選択することが望ましいです。

ドライビングシミュレーターでの評価

メリット	デメリット
・教習所に行かずに、病院内で運転再開の評価や訓練ができるので、患者さんの時間的、経済的負担が少ない ・入院中に訓練や評価を終了させ、早期の運転再開につなげられる ・身体機能障害、高次脳機能障害について詳しい医師やリハスタッフが訓練や評価ができる ・繰り返し同じ場面の練習ができるため改善点がわかりやすい	・設置の費用がかかるので、導入できない施設もある（簡易型でも 100 万円以上、本格的なものは 1,000 万円以上） ・導入している施設が近くに見つけられないことがある ・シミュレーター酔いとよばれる乗り物酔いが生じる可能性がある ・訓練や評価を行う医師やリハスタッフは運転の専門家ではない

教習所での実車評価

メリット	デメリット
・教習所は全国どこでも容易に探すことができる ・運転指導の専門家が実車で評価するので、運転技能評価については信頼性が高い ・実車なので、シミュレーター酔いは生じない	・患者さんに費用負担が生じる ・運転評価は可能でも、運転訓練までは対応していない場合もある ・医療の専門家ではないので高次脳機能障害の評価ポイントがわからない ・夏季など教習所の繁忙期には対応できないことがある ・路上教習は行わず、場内の走行のみの場合がある（都道府県によっては適性検査後のみ許可）

教習所との連携

病院内にドライビングシミュレーターがない場合、教習所で運転評価を行っていただくことは重要です。そのためには、医療の専門家である病院関係者と運転の専門家である教習所の教官が、事前に打ち合わせを行うことが大切です。脳卒中患者さんの情報を共有すれば、評価してもらいたい点が明らかになり、正確な評価結果を得ることができます。打ち合わせを行うことでお互いに欠けているものを補うことができます。

運転再開支援を行っている病院でも、シミュレーターでの評価のみ、教習所での評価のみ、両方を用いているなど対応はさまざまです。両方を行えることが望ましいですが、患者さんごとに適切な方法を選択してください。

Q.46

教習所で運転ができるか判断してもらえますか？

A. 教習所では運転技能の評価を行います。運転再開の最終判断は公安委員会が行います。教習所での運転技能評価を参照して、医師が診断書を記載します。運転再開までの流れは第1章を参照してください。

教習所で評価する運転技能

教習所では、たとえば下記のような点について3~5段階で運転技能を評価します。

- **運転姿勢や安全装置の確認**
- **発進手順の確認**
- **運転時のスピードコントロール**
- **右左折時の合図を出すタイミング**
- **実際の走行**
- **車線と車の位置関係**
- **車間距離**
- **駐車**

しかし、その評価結果から運転可能あるいは不可能であるという判断まではしません。**運転再開の最終責任は公安委員会にある**からです。教習所での評価結果は、医師が診断書を記載する際の情報の一つとして利用されます。

教習所と医療機関の連携強化の必要性

全日本指定自動車教習所協会連合会が、全国1,279カ所の指定自動車教習所に対して行った調査[3]によると、高次脳機能障害者に対して実車評価を行ったことがある教習所は209カ所で、1,068カ所の教習所は実車評価を行った経験がありませんでした（回答は1,277件）。また、209カ所のうち118カ所は高次脳機能障害者の実車評価は10件未満でしたが、100件以上、実車評価した教習所は17カ所ありました。このように、ごく一部の教習所では非常に多くの高次脳機能障害者に対して実車評価を行っていますが、**ほとんどの教習所は高次脳機能障害者の実車評価経験がないか少ないというのが現状**です。

実車評価を実施したくない理由としては、多くの教習所が高次脳機能障害についての知識がないことを挙げています。また、高次脳機能障害者に対して**実車評価していない第一の理由としては、医療機関から依頼がなかったことも挙げられています**。つまり、これまで医療機関側も教習所に対して、脳卒中患者さんの運転について相談してきておらず、その結果、教習所も脳卒中患者さんの運転についてどのような特徴があるのか、どこをとくに注意して観察しなければいけないのか、どのような危険を生じる可能性が高いのかなどを知る機会がなかったということがわかります。

しかし、新潟県や岡山県などでは教習所と医療機関との連携が密であり、年に数回の研修会などが行われています。医療機関と教習所だけでなく、免許センターとも話し合いが行われるなど、県全体で取り組みが行われている地域もあります。

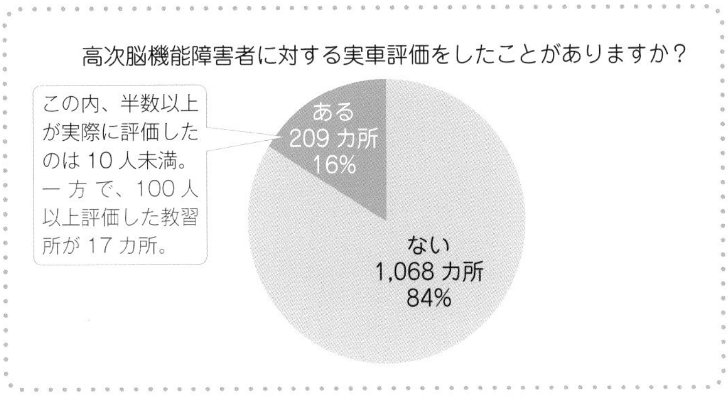

図4 教習所での実車評価（文献3より作成）
2017～18年に全国1,279カ所の指定自動車教習所に対して行った調査の結果（回答は1,277件）

教習所との連携における課題

今後、**教習所で脳卒中患者さんの自動車運転評価を依頼する場合は、脳卒中によって生じる身体機能障害や高次脳機能障害について、事前に教習所側に説明し、協力を得られる体制を整えてから行うべき**でしょう。その際、右片麻痺であれば左足でアクセルペダルを操作する必要があり、片手でハンドル操作をしなければならない場合は、ステアリンググリップが取り付けられているハンドルが必要となるなど、教習所に改造された自動車が必要となります。

都道府県によっては、適性検査などが終了しておらず、運転再開がまだ許可されていない脳卒中患者さんに対しては路上教習が許可されません。そのため、場内のみの走行での運転技能しか評価されないことがあります。これらの状況を踏まえてよく話し合い、どこまでなら対応してもらえるのかを知ることで、教習所と良好な関係を築くことができます。

Q.47

教習所で評価してもらうのにかかる費用や内容について教えてください。

A.

教習所によって金額設定は異なっており、一定ではありません。また、都道府県の規定によって、場内走行のみの場合、路上走行も行う場合があり、講習時間や内容もそれぞれ異なります。

費用と所要時間

料金設定は各教習所である程度自由に決めることができます。そのため、教習所によって料金設定にばらつきがあります。2017～18 年にかけて行われた全国調査[3)]によると、実車評価を含む 1 件あたりの時間と料金の関係でもっとも多かったのは 50 分で 5,000 円以上 7,500 円未満の 109 カ所でした（調査対象は 1,279 カ所）。全体としては、30 分で 2,500 円未満から 180 分で 20,000 円以上まで、時間も料金も幅が広い結果でした。

もっとも多い料金設定は 5,000 円以上 7,500 円未満の 132 カ所でしたが、この同じ料金範囲内でも 30 分の教習所もあれば 180 分という教習所もありました。

所要時間については、30 分から 180 分までの幅がありました（図 5）。もっとも多い時間は 50 分で、140ヵ所でした。これは、教習所の 1 時限が 50 分単位で設定されていることと関係があると思われます。

これらの時間や料金はひとつの目安であり、各教習所が置かれている地理的条件や依頼される脳卒中患者さんの数、評価内容の充実具合などさまざまな要素で決定されるものと思われます。そのほかの費用として、入所金（入校料）や申込金などが必要となる教習所もあります。

教習所での評価の内容

都道府県によっては、適性検査などが終了しておらず、運転再開がまだ許可されていない脳卒中患者さんに対しては路上教習が許可されないこともあります。そのため、場内の走行のみでの運転技能しか評価されないことがあります。

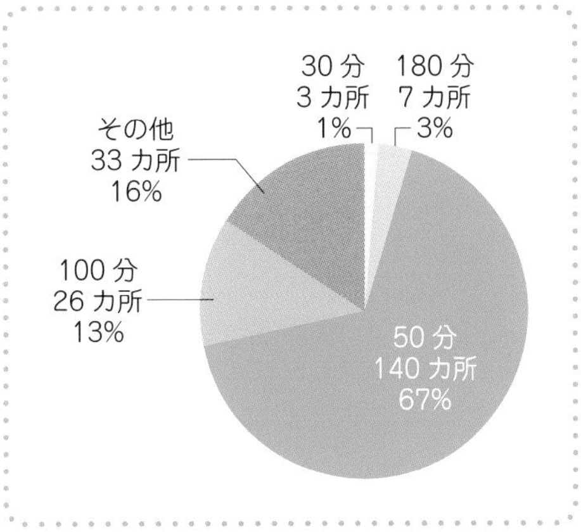

図5 講習の所要時間（文献3より作成）

場内での評価内容

①車の乗り降り、安全装置の確認、発進までの準備

②走行状況や走行位置、スピードコントロール、ブレーキ操作、ハンドル操作

③狭路としてS字走行、クランク走行、方向変換など

路上走行での評価内容

①車の乗り降り、安全装置の確認、発進までの準備

②走行状況や走行位置、スピードコントロール、ブレーキ操作、ハンドル操作

③歩行者や自転車など側方の通過や車線変更、車間距離、交差点での安全確認など

医療者側と高次脳機能障害について話し合いが行われている場合は、上記の通常の評価のほかに、注意力、理解力、判断力、疲労による運転への影響などについても確認が行われます。

多くの教習所では、脳卒中患者さんが運転を再開する場合に通常の評価以外にどこに注目して評価するべきかという知識や経験がまだまだ不足しています。そのため、医療者側から教習所に患者さんの病状などの情報を提供し、共通認識のもとで患者さんの自動車運転再開に向けた評価を依頼することが望ましいですし、そうした情報をもとに上手に連携をとれる教習所が医療者側から見た良い教習所だと考えます。単に料金設定や時間だけで良し悪しを決めるべきではないでしょう。

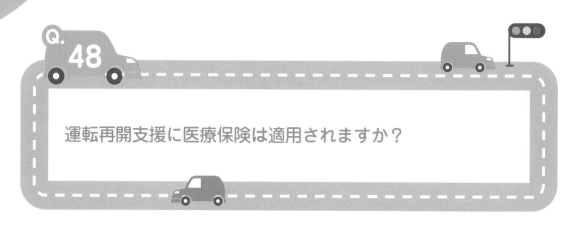

Q.48 運転再開支援に医療保険は適用されますか？

A.

平成 28 年度診療報酬改定により「生活機能に関するリハビリテーションの実施場所の拡充」が新設され、移動手段獲得を目的とした自動車運転のリハも対象に追加されました。

医療保険の対象になる場合

医療保険において**運転再開に特化した診療報酬体系はありません**。そのことも脳卒中患者さんの運転再開支援が大きく広がらない理由のひとつかもしれません。通常の病院で行われる運転再開支援は、医師による病歴、既往歴、内服薬、脳画像の確認など通常の診察で行われる内容のほかに、運転をした場合の脳卒中の再発リスク、血圧コントロール状態、低血糖発作の有無、てんかんを生じる可能性などから、総合的に判断します。全身状態について運転再開が可能と考えられれば、身体機能および高次脳機能についてリハビリテーション医療での評価が行われます。その評価において、**運転再開にむけてリハビリテーション医療が必要となれば、医療保険の対象となります**。

診療報酬の改定

実際の運転での操作を確認する段階になると、ドライビングシミュレーターがある病院であれば、病院内で評価や練習を行いますので問題ありませんが、教習所で運転評価を行う場合に問題が生じていました。脳卒中患者さんやその家族だけで教習所で運転評価をしてもらうのであれば問題ありませんが、病院のリハスタッフが教習所に赴いて患者さんの運転再開について教習所の教官とともに評価などを行う場合は、以前は診療報酬の請求ができませんでした。

平成 28 年度診療報酬改定により「生活機能に関するリハビリテーションの実施場所の拡充」が新設され、「社会復帰等を指向したリハビリテーションの実施を促すため、IADL（手段的日常生活活動）や社会生活における活動の能力の獲得のために、実際の状況における訓練を行うことが必要な場合に限り、医療機関外におけるリハビリテーションを疾患別リハビリテーションの対象に含めることとする」と記載されています。具体的には**移動の手段の獲得を目的として**、道路の横断、エレベーター、エスカレーターの利用、券売機、改札機の利用、バス、電車、乗用車等への乗降などとともに**自動車の運転等と記載されています**ので、教習所での評価などが含まれると考えられています。

診療報酬の範囲に注意

しかし、注意点もあります。**訓練の前後において訓練場所との往復に要した時間はリハの実施時間に含めないとされています**。たとえば病院のリハスタッフが脳卒中患者さんとともに教習所に行った場合、教習所での運転評価などに要した1時間は診療報酬として請求できるものの、教習所までの往復で1時間要したとしても、その部分は診療報酬を請求できないということになります。そのため、病院と教習所との距離や、実際に教習所で運転評価を必要とする患者さんの数、リハスタッフが教習所に同行する必要があるのかなど、さまざまなことを考慮して支援内容が決められているのが現状です。

Q.49

脳卒中と運転について勉強したいのですが、どこにコンタクトを取ればよいですか？

A.

最近は、全国で研究会や講演会が開催されるようになってきました。とくに作業療法士は熱心に取り組んでいるので、相談するとよいでしょう。全国的に展開しているものとしては、日本安全運転・医療研究会や日本交通科学学会などがあります。

運転再開支援の広がり

近年、リハの分野では脳損傷者（脳卒中や脳外傷、脳炎などの患者さん）に対する運転再開支援はトピックスのひとつです。日本リハビリテーション医学会や日本作業療法士協会などは、講演会、シンポジウム、研修会などを開催しています。また、新潟県では「障害と自動車運転に関する研究会」、岡山県では「障がい者の自動車運転を考える会岡山」、福岡県の産業医科大学リハビリテーション医学講座が中心となって活動している「福岡県安全運転医療連絡協議会」など、全国で脳卒中をはじめとした脳損傷者に対し、運転再開支援の動きが広がっています。

中心となっているのは作業療法士

リハスタッフのなかでもとくに作業療法士は、この分野で積極的に活動しています。日本作業療法士協会を中心に、運転再開支援に関する実態調査やパンフレット、事例集などが作成されています。日本リハビリテーション医学会でも、学術集会や地方会などで教育講演、シンポジウム、パネルディスカッションを開催しています。

運転に特化した研究会や学会としては、日本安全運転・医療研究会と日本交通科学学会が挙げられます。

日本安全運転・医療研究会

日本安全運転・医療研究会は今後、学会化への動きもあり、医師やリハスタッフだけでなく、看護師、教習所関係者、自動車工学関係者など幅広い分野の人たちが参加していて、今後さらなる発展を目指しています。歴史的には、「運転と認知機能研究会（2008 年発足）」、「障害者自動車運転研究会（2008年発足)」、「自動車運転再開とリハビリテーションに関する研究会（2013年発足)」の3研究会が、2015年に合同化して成立しました。

この研究会は年に1回開催され、北海道から沖縄まで全国から参加者が集まります。講演内容は医療に関する基本的な内容を押さえるところから、自動運転に関する内容まで、社会的な問題、先進技術なども含めて幅広く扱っています。また、研究発表も活発に行われています。

日本交通科学学会

日本交通科学学会は非常に歴史のある学会で、1962（昭和37）年に、日本交通医学協議会として発足しました。研究も活発に行われており、これまで救急システム、航空機による救護システム、自動車安全装備の研究、人身傷害研究などが行われてきました。2013年には名称を日本交通科学学会と変更しました。年1回の総会と学術講演があり、そのほかにもセミナーやシンポジウムが開催されてきました。

看護分野の今後に期待

現在のところ看護師の分野では、脳卒中と運転に関する報告はまだ多くないと思います。関連するものとしては脳卒中リハビリテーション看護認定看護師や、回復期リハビリテーション病棟協会の回復期リハビリテーション看護師認定コースなどがあります。看護師は脳卒中患者さんの自動車運転にかかわる専門職の一つだと思います。自動車自体の技術開発も進むでしょうし、道路交通法（道交法）などの変更もあると考えられます。学会や研究会、講演会などに参加し、**つねに情報をアップデートしましょう**。

Q. 50

病院で運転再開の支援を進めたいのですが、何から始めればよいですか？

A.

脳卒中患者さんに対する運転再開支援は、今後需要が見込まれ、病院として支援体制を整える必要があるという共通認識をつくりましょう。看護師だけでなく必ず医師に加わってもらい、リハスタッフとともに勉強会を行うなど、チーム作りをしていきましょう。

医師の関与が必須

何をするにせよ、新しいことを開始することは大変です。疾病と自動車運転に関する社会の目の厳しさから考えても、脳卒中患者さんの運転評価は避けられない状況になってくるでしょう。病院で新たに運転再開支援を行う際は、**医師の協力を得ることが成功の鍵**となります。なぜなら、看護師やリハスタッフがどんなに熱心に取り組んでも、**医師が診断書を作成しなければ、最終的に脳卒中患者さんは自動車を運転することができない**からです。また医師が積極的に病院内で活動することで、ほかの医療従事者や病院事務などを巻き込んで、病院全体で運転再開支援の動きが出てくる場合もあります。

コアチームで具体的な検討を開始

病院内でまずは運転再開支援を行うコアとなるチームをつくりましょう。そのチームで道交法などの法律を勉強して、その病院で実施可能な運転再開の流れを検討します。その際、どの程度の身体障害あるいは高次脳機能障害ならば、ドライビングシミュレーターや教習所での実車評価に移行するのかということも検討します。評価項目が多くなれば、評価者および患者さんの負担が増加するため、配慮しましょう。また、基準となる値にも注意が必要です。運転再開の目安となる基準が高すぎると、本来、運転再開可能な患者さんが運転できなくなり、逆に低すぎると危険な運転をする患者さんを社会に送り出すこととなります。地域の実情なども踏まえて検討してゆきましょう。

column 筆者が運転再開支援を始めたころ

筆者は 10 年以上前から脳損傷者の自動車運転支援に取り組んでいますが、当時は社会的にも必要性が感じられておらず、病院内でも理解を得ることが難しい状況でした。しかし、病院外の医師の協力や、病院内の作業療法士の協力を得て活動を開始しました。当初は研究活動として実態調査から開始して症例報告などを行い、啓発活動として研究会を立ち上げました。当時は運転再開の目安となる検査法も基準値の報告もなかったため、病院内で手探りのなかで基準値を作成しましたが、「評価項目が多い」との意見が出て調整を行ったこともありました。その後、徐々に活動の意義が認められ、現在に至っています。

脳卒中患者さんの自動車運転支援への取り組みは、開始して最初の 2〜3 年が大変な時期かもしれません。体制の立ち上げ、周囲から理解と協力を得ること、実際に患者さんを支援して生じる問題点など、いろいろあるかと思いますが、しばらくすると病院内で自然に流れができてくるものです。現在、病院でできることは何か、すでに近隣の病院で運転再開支援をしている病院があれば連携をとるべきか、あるいは教習所との連携の可能性はあるのかなど、考えられる対応策はいくつもあります。最初からすべてがそろって開始するという病院は少ないと思います。徐々に構築していくものです。熱意をもってチームで継続して取り組むことが大切でしょう。

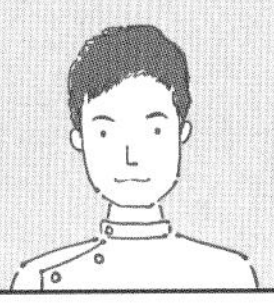

第6章　引用・参考文献

1）藤田庸子ほか．“運転再開に向けた家族教室の実際”．脳卒中後の自動車運転再開の手引き．武原格ほか編．東京，医歯薬出版，2017，108-17．

2）一杉正仁．“ドライビングシミュレーター（DS）による運転評価”．脳卒中・脳外傷者のための自動車運転．第2版．林泰史ほか監修．東京，三輪書店，2016，76-83．

3）一般社団法人全日本指定自動車教習所協会連合会．高次脳機能障害を有する運転免許保有者の運転再開に関する調査研究委員会報告書．2010年．

道路交通法、道路交通法施行令（抜粋）

脳卒中患者さんの運転再開支援に関係のある部分をまとめました。

道路交通法	道路交通法施行令
（過労運転等の禁止） 第 66 条　何人も、前条第 1 項に規定する場合のほか、過労、病気、薬物の影響その他の理由により、正常な運転ができないおそれがある状態で車両等を運転してはならない。	—
（免許の拒否等） 第 90 条第 1 項より 公安委員会は、前条第 1 項の運転免許試験に合格した者（当該運転免許試験に係る適性試験を受けた日から起算して、第一種免許又は第二種免許にあつては 1 年を、仮免許にあつては 3 月を経過していない者に限る。）に対し、免許を与えなければならない。ただし、次の各号のいずれかに該当する者については、政令で定める基準に従い、免許（仮免許を除く。以下この項から第 12 項までにおいて同じ。）を与えず、又は 6 月を超えない範囲内において免許を保留することができる。	—
1　次に掲げる病気にかかつている者 イ　幻覚の症状を伴う精神病であつて政令で定めるもの	（免許の拒否又は保留の事由となる病気等） 第 33 条の 2 の 3 より 法第 90 条第 1 項第 1 号イの政令で定める精神病は、統合失調症（自動車等の安全な運転に必要な認知、予測、判断又は操作のいずれかに係る能力を欠くこととなるおそれがある症状を呈しないものを除く。）とする。
ロ　発作により意識障害又は運動障害をもたらす病気であつて政令で定めるもの	2　法第 90 条第 1 項第 1 号ロの政令で定める病気は、次に掲げるとおりとする。 1　てんかん（発作が再発するおそれがないもの、発作が再発しても意識障害及び運動障害がもたらされないもの並びに発作が睡眠中に限り再発するものを除く。） 2　再発性の失神（脳全体の虚血により一過性の意識障害をもたらす病気であつて、発作が再発するおそれがあるものをいう。） 3　無自覚性の低血糖症（人為的に血糖を調節することができるものを除く。）

ハ　イ又はロに掲げるもののほか、自動車等の安全な運転に支障を及ぼすおそれがある病気として政令で定めるもの	3　法第90条第1項第1号ハの政令で定める病気は、次に掲げるとおりとする。 1　そううつ病（そう病及びうつ病を含み、自動車等の安全な運転に必要な認知、予測、判断又は操作のいずれかに係る能力を欠くこととなるおそれがある症状を呈しないものを除く。） 2　重度の眠気の症状を呈する睡眠障害 3　前2号に掲げるもののほか、自動車等の安全な運転に必要な認知、予測、判断又は操作のいずれかに係る能力を欠くこととなるおそれがある症状を呈する病気
1の2　介護保険法（平成9年法律第123号）第5条の2第1項に規定する認知症（第102条第1項及び第103条第1項第1号の2において単に「認知症」という。）である者	—
2　アルコール、麻薬、大麻、あへん又は覚醒剤の中毒者	
（免許の条件） 第91条　公安委員会は、道路における危険を防止し、その他交通の安全を図るため必要があると認めるときは、必要な限度において、免許に、その免許に係る者の身体の状態又は運転の技能に応じ、その者が運転することができる自動車等の種類を限定し、その他自動車等を運転するについて必要な条件を付し、及びこれを変更することができる。	—
（医師の届出） 第101条の6　医師は、その診察を受けた者が第103条第1項第1号、第1号の2又は第3号のいずれかに該当すると認めた場合において、その者が免許を受けた者又は第107条の2の国際運転免許証若しくは外国運転免許証を所持する者（本邦に上陸（同条に規定する上陸をいう。）をした日から起算して滞在期間が1年を超えている者を除く。）であることを知つたときは、当該診察の結果を公安委員会に届け出ることができる。 2　前項に規定する場合において、公安委員会は、医師からその診察を受けた者が免許を受けた者であるかどうかについての確認を求められたときは、これに回答するものとする。	—

3　刑法の秘密漏示罪の規定その他の守秘義務に関する法律の規定は、第1項の規定による届出をすることを妨げるものと解釈してはならない。 4　公安委員会は、その管轄する都道府県の区域外に居住する者について第1項の規定による届出を受けたときは、当該届出の内容を、その者の居住地を管轄する公安委員会に通知しなければならない。	
（免許の取消し、停止等） 第103条第1項より 免許（仮免許を除く。以下第106条までにおいて同じ。）を受けた者が次の各号のいずれかに該当することとなつたときは、その者が当該各号のいずれかに該当することとなつた時におけるその者の住所地を管轄する公安委員会は、政令で定める基準に従い、その者の免許を取り消し、又は6月を超えない範囲内で期間を定めて免許の効力を停止することができる。ただし、第5号に該当する者が前条の規定の適用を受ける者であるときは、当該処分は、その者が同条に規定する講習を受けないで同条の期間を経過した後でなければ、することができない。 1　次に掲げる病気にかかつている者であることが判明したとき。 イ　幻覚の症状を伴う精神病であつて政令で定めるもの ロ　発作により意識障害又は運動障害をもたらす病気であつて政令で定めるもの ハ　イ及びロに掲げるもののほか、自動車等の安全な運転に支障を及ぼすおそれがある病気として政令で定めるもの 1の2　認知症であることが判明したとき。	—
2　目が見えないことその他自動車等の安全な運転に支障を及ぼすおそれがある身体の障害として政令で定めるものが生じている者であることが判明したとき。	（免許の取消し又は停止の事由となる病気等） 第38条の2より 4　法第103条第1項第2号の政令で定める身体の障害は、次に掲げるとおりとする。 1　体幹の機能に障害があつて腰をかけていることができないもの 2　四肢の全部を失つたもの又は四肢の用を全廃したもの 3　前2号に掲げるもののほか、自動車等の安全な運転に必要な認知又は操作のいずれかに係る能力を欠くこととなるもの（法第91条の規定により条件を付し、又はこれを変更することにより、その能力が回復することが明らかであるものを除く。）

一定の病気に係る免許の可否等の運用基準（抜粋）

警察庁交通局運転免許課が定めている運用基準の項目と、脳卒中患者さんの運転再開支援に関係のある「2 てんかん」「8 脳卒中」「9 認知症」についての詳細部分を掲載します。

運用基準の項目

1 統合失調症
2 てんかん
3 再発性の失神
（1）反射性（調節性）失神
（2）不整脈を原因とする失神
（3）その他特定の原因による失神（起立性低血圧等）
4 無自覚性の低血糖症
（1）薬剤性低血糖症
（2）その他の低血糖症（腫瘍性疾患、内分泌疾患、肝疾患、インスリン自己免疫症候群等）
5 そううつ病
6 重度の眠気の症状を呈する睡眠障害
7 その他精神障害（急性一過性精神病性障害、持続性妄想性障害等）
8 脳卒中（脳梗塞、脳出血、くも膜下出血、一過性脳虚血発作等）
9 認知症
10 アルコールの中毒者

2 てんかん（令第33条の2の3第2項第1号関係）

（1）以下のいずれかの場合には拒否等は行わない。
ア 発作が過去5年以内に起こったことがなく、医師が「今後、発作が起こるおそれがない」旨の診断を行った場合
イ 発作が過去2年以内に起こったことがなく、医師が「今後、x年程度であれば、発作が起こるおそれがない」旨の診断を行った場合
ウ 医師が、1年間の経過観察の後「発作が意識障害及び運動障害を伴わない単純部分発作に限られ、今後、症状の悪化のおそれがない」旨の診断を行った場合
エ 医師が、2年間の経過観察の後「発作が睡眠中に限って起こり、今後、症状の悪化のおそれがない」旨の診断を行った場合

（2）医師が、「6月以内に上記（1）に該当すると診断できることが見込まれる」旨の診断を行った場合には、6月の保留又は停止とする。（医師の診断を踏まえて、6月より短期間の保留・停止期間で足りると認められる場合には、当該期間を保留・停止期間として設定する。）保留・停止期間中に適性検査の受検又は診断書の提出の命令を発出し、
①適性検査結果又は診断結果が上記（1）の内容である場合には拒否等は行わない。
②「結果的にいまだ上記（1）に該当すると診断することはできないが、それは期間中に○○といった特殊な事情があったためで、さらに6月以内に上記（1）に該当すると診断できることが見込まれる」旨の内容である

場合にはさらに６月の保留又は停止とする。（医師の診断を踏まえて、６月より短期間の保留・停止期間で足りると認められる場合には、当該期間を保留・停止期間として設定する。）

③その他の場合には拒否又は取消しとする。

（3）その他の場合には拒否又は取消しとする。

（4）上記（1）イに該当する場合については、一定期間（x 年）後に臨時適性検査を行うこととする。

（5）日本てんかん学会は、てんかんに係る発作が、投薬なしで過去５年間なく、今後も再発のおそれがない場合を除き、準中型免許（準中型免許（5t 限定）を除く。）、中型免許（中型免許（8t 限定）を除く。）、大型免許及び第二種免許の適性はないとの見解を有しているので、これに該当する者がこれら免許の申請又は更新の申請を行った場合には、上記（2）及び（3）の処分の対象とならない場合であっても、当該見解を説明の上、免許申請・更新申請に係る再考を勧めるとともに、申請取消しの制度の活用を慫慂することとする。

８ 脳卒中（脳梗塞、脳出血、くも膜下出血、一過性脳虚血発作等）**（令第 33 条の２の３第３項第３号関係）**

（1）慢性化した症状

見当識障害、記憶障害、判断障害、注意障害等は「認知症」、運動障害（麻痺）、視覚障害（視力障害等）及び聴覚障害については「身体の障害」に係る規定等に従うこととする。

（2）発作により生ずるおそれがある症状

ア 脳梗塞等の発作により次の障害のいずれかが繰り返し生じている場合については、拒否又は取消しとする。

（ア）意識障害、見当識障害、記憶障害、判断障害、注意障害等（認知症に相当する程度の障害に限る。）

（イ）運動障害（免許の取消事由に相当する程度の障害に限る。）

（ウ）視覚障害等（免許の取消事由に相当する程度の障害に限る。）

イ アを除き、過去に脳梗塞等の発作でアに掲げる障害のいずれかが生じたことがある場合については、以下のとおりとする。

（ア）医師が「「発作のおそれの観点から、運転を控えるべきとはいえない」（以下８において「免許取得可能」という。）とまではいえない」旨の診断を行った場合には拒否又は取消しとする。

（イ）以下のいずれかの場合には６月の保留又は停止とする。（医師の診断を踏まえて、６月より短期間の保留・停止期間で足りると認められる場合には、当該期間を保留・停止期間として設定する。）

a 医師が「６月以内に、免許取得可能と診断できることが見込まれる」旨の診断を行った場合

b 医師が「６月以内に、今後 x 年程度であれば、免許取得可能と診断できることが見込まれる」旨の診断を行った場合

上記 a 及び b の場合には、保留・停止期間中に適性検査の受検又は診断書の提出の命令を発出し、

①適性検査結果又は診断結果が上記ア及びイ（ア）の内容である場合には拒否又は取消しとする。

②以下のいずれかの場合にはさらに６月の保留又は停止とする。（医師の診断を踏まえて、６月より短期間の保留・停止期間で足りると認められる場合には、当該期間を保留・停止期間として設定する。）

ⅰ「結果的にいまだ免許取得可能と診断することはできないが、それは期間中に○○といった特殊な事情があったためで、さらに６月以内に免許取得可能と診断できることが見込まれる」旨の内容である場合

ⅱ「結果的にいまだ、今後 x 年程度であれば免許取得可能と診断することはできないが、それは期間中に○○といった特殊な事情があったためで、さらに６月以内に、今後 x 年程度であれば免許取得可能と診断できることが見込まれる」旨の内容である場合

③その他の場合には拒否等は行わない。

（ウ）その他の場合には拒否等は行わない。

（エ）「今後ｘ年程度であれば、免許取得可能」旨の診断を行った場合（上記イ（ウ）に該当）については、一定期間（ｘ年）後に臨時適性検査を行うこととする。

（3）本基準については、脳動脈瘤破裂、脳腫瘍等についても準用する。

9　認知症（法第 90 条第 1 項第 1 号の 2 及び法第 103 条第 1 項第 1 号の 2 関係）

（1）アルツハイマー型認知症、血管性認知症、前頭側頭型認知症（ピック病）及びレビー小体型認知症

拒否又は取消しとする。

（2）その他の認知症（甲状腺機能低下症、脳腫瘍、慢性硬膜下血腫、正常圧水頭症、頭部外傷後遺症等）

ア 医師が「認知症について回復の見込みがない」又は「認知症について 6 月以内に回復する見込みがない」旨の診断を行った場合には、拒否又は取消しとする。

イ 医師が「認知症について 6 月以内に回復する見込みがある」旨の診断を行った場合には、6 月の保留又は停止とする。（医師の診断を踏まえて 6 月より短期間の保留・停止期間で足りると認められる場合には、当該期間を保留・停止期間として設定する。）

保留・停止期間中に適性検査の受検又は診断書の提出の命令を発出し、

①適性検査結果又は診断結果が「認知症について回復した」旨の内容である場合には拒否等を行わない。

②「結果的にいまだ回復した旨の診断はできないが、それは期間中に○○といった特殊な事情があったためで、さらに 6 月以内にその診断を行う見込みがある」旨の内容である場合にはさらに 6 月以内の保留又は停止とする。

③その他の場合には拒否又は取消しとする。

（3）認知症ではないが認知機能の低下がみられ今後認知症となるおそれがある場合

医師が「軽度の認知機能の低下が認められる」「境界状態にある」「認知症の疑いがある」等の診断を行った場合には、その後認知症となる可能性があることから、6 月後に臨時適性検査を行うこととする。

なお、医師の診断結果を踏まえて、より長い期間や短い期間を定めることも可能である。（ただし、長期の場合は最長でも 1 年とする。）

武原 格 たけはら いたる

東京都リハビリテーション病院 研究担当部長

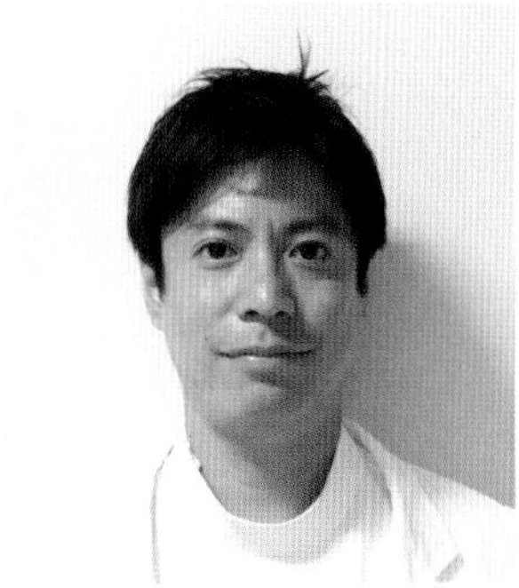

略 歴

東京慈恵会医科大学卒業。東京慈恵会医科大学、聖隷三方原病院、東京都リハビリテーション病院を経て米国ペンシルバニア大学に留学。

2004年 6月 東京慈恵会医科大学 リハビリテーション医学教室 助手
2005年11月 東京慈恵会医科大学 リハビリテーション医学講座 講師
2006年 9月 第三病院 リハビリテーション科 診療医長
2007年 7月 東京都リハビリテーション病院 リハビリテーション科 医長
2011年10月 東京女子医科大学 リハビリテーション科 非常勤講師
2014年 1月 東京慈恵会医科大学リハビリテーション医学講座 准教授
2014年 4月 化学療法研究所附属病院 リハビリテーション科 診療部長
2015年 4月 国際医療福祉大学 教授
2016年10月 東京都リハビリテーション病院 リハビリテーション部長
2021年 6月 東京都リハビリテーション病院 研究担当部長

主な免許・資格

医学博士、日本リハビリテーション医学会指導責任者、日本リハビリテーション医学会認定臨床医、日本リハビリテーション医学会専門医、義肢装具等適合判定医、日本温泉気候物理医学会温泉療法医、身体障害者福祉法第15条指定医、NST教育セミナー修了

専門分野

リハビリテーション全般、脳卒中リハビリテーション、嚥下障害のリハビリテーション、脳損傷者の自動車運転再開支援

主な学会活動など

日本リハビリテーション医学会、日本摂食嚥下リハビリテーション学会、日本温泉気候物理医学会、日本臨床栄養代謝学会、日本職業・災害医学会、日本高次脳機能障害学会、日本交通科学学会

リハビリテーション全般にわたって臨床をしている。特に嚥下障害と脳損傷者の自動車運転再開支援を専門としており、臨床および研究に力を注いでいる。東京摂食嚥下研究会幹事、日本安全運転・医療研究会幹事でもある。

脳卒中患者さんの自動車運転再開支援 Q&A50
―ナースの知りたいことがパパッとわかる！

2021年8月1日発行　第1版第1刷

著　者　武原 格
発行者　長谷川 翔
発行所　株式会社メディカ出版
〒532-8588
大阪市淀川区宮原3－4－30
ニッセイ新大阪ビル16F
https://www.medica.co.jp/
編集担当　加藤万里絵／森田清香
装　幀　Kaji Design Works
本文イラスト　引野晶代
組　版　株式会社明昌堂
印刷・製本　株式会社シナノ パブリッシング プレス

ISBN978-4-8404-7576-1　Printed and bound in Japan

当社出版物に関する各種お問い合わせ先（受付時間：平日 9：00 ～ 17：00）
●編集内容については、編集局 06-6398-5048
●ご注文・不良品（乱丁・落丁）については、お客様センター 0120-276-591